栄養食事療法シリーズ ①

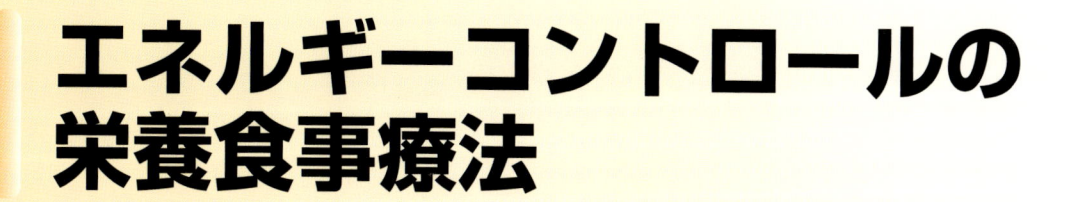

エネルギーコントロールの栄養食事療法

糖尿病

肥満症

建帛社
KENPAKUSHA

編者

渡邉 早苗（わたなべ さなえ）	女子栄養大学教授
寺本 房子（てらもと ふさこ）	川崎医療福祉大学教授
田中 明（たなか あきら）	女子栄養大学教授
工藤 秀機（くどう ひでき）	文京学院大学教授
柳沢 幸江（やなぎさわ ゆきえ）	和洋女子大学教授
松田 康子（まつだ やすこ）	女子栄養大学准教授
高橋 啓子（たかはし けいこ）	四国大学教授

刊行にあたって

　科学の進歩・発展がもたらす影響は，人々の生活をより便利に，より効率良い方向へと向かわせ，平均寿命は延び続けています。"健康で長生き"は誰しもの願いであり，生活と健康の質に多くの人たちが関心を持っています。

　現在，生活習慣病の予防が国民的課題となり，メタボリックシンドロームの予防を目的とした特定健康診査及び特定保健指導（平成20年4月）が始まりました。

　21世紀は高齢社会と少子化時代を迎えて，要介護高齢者や生活習慣病者の増加をはじめ，医療制度の改革や食環境の変化の中で，健康の維持・増進には一人ひとりが確かな知識とスキルを身に付けていなければなりません。食事に関するマネジメントやケアは高齢者や傷病者にとってはQOLの向上のための支援であり，そのためには健康と病気の関わり，食べ物や調理についての正しい認識を持ち，これらを食生活に展開する能力（実践力）が必要です。

　近年では，メディアを通じてさまざまな情報が流れ，例えば特定の食品やサプリメント，ダイエット法などの効果が誇大に取り上げられています。地球環境の温暖化の問題やスローライフなどの生活スタイルへの回帰を考えると，従来の食材料をバランスよく組み合わせ，さらにそれらを調理し，食事に整えるテクニックを誰もが持つことが望まれます。

　日本人の40歳〜50歳代の三大死因は悪性新生物（がん），心疾患，脳血管疾患です。中高年は肥満，糖尿病，脂質異常症，高尿酸血症など，何らかの疾病を抱えており，これらの疾病は食生活との関わりが大きいといえます。

　本シリーズは，身近な疾病とライフステージで見られる特徴的な疾病を取り上げ，その概要と栄養食事療法についての考え方，さらに個々人に適した食事計画が自分でできるようになるために必要な学習内容を盛り込み，加えて料理のバリエーションごとに，栄養量や調理法のポイントが学べるようになっています。家庭において利用できるばかりでなく，管理栄養士・栄養士養成施設に学ぶ学生の教科書，参考書としても大いに役立つものです。

　本シリーズは，建帛社創立50周年記念出版として企画されました。それにふさわしい充実した内容にまとめることができたと思っています。より多くの人々に使用されることを願いつつ，今後も諸氏のご批判を頂きながら，さらに使いやすい書にしたいと願っています。

平成21年1月

編者一同

「栄養食事療法シリーズ」の構成と特徴

　本シリーズは，栄養食事療法を実践する方々，栄養食事療法について学んでいる学生，現在臨床の場で実践中の管理栄養士・栄養士の方々に，さまざまな身体状況（病態）を考慮し，ライフスタイルや嗜好にあわせた治療食の食事計画ができるスキルが身に付くことを目的として編集しました。

本シリーズの構成

　栄養食事療法は1品，1食で成り立つものではなく，また，1日限り実践すればよいというものではありません。日々の積み重ねと長期に継続していくものです。そこで，本シリーズでは，栄養食事療法を継続するうえで必要となる病気の知識，栄養食事療法の知識および実践応用に必要なモデル献立の3つの章に分け，それぞれの疾患ごとにまとめてあります。

　病気の解説は医師によりわかりやすく書かれています。栄養食事療法の解説と食事計画：献立例は臨床に携わっている管理栄養士によってすぐに実践・応用できるよう記載されています。献立はすべてカラー写真で示し，料理名，材料と分量，作り方，栄養素量が示されています。さらに栄養食事療法や献立作成に役立つワンポイントメモを随所に掲載しました。

本シリーズ各疾患ごとの構成

病気の解説	疾患の概要，検査と診断，治療
栄養食事療法の解説	栄養食事療法の考え方，栄養基準，栄養食事療法の進め方，食事計画（献立）の立て方，栄養教育
食事計画：献立例	1日のモデル献立（1～7日） 組み合わせて使用する料理例（単品メニュー） 主食，汁，主菜（魚，肉，大豆，卵・乳類），副菜（緑黄色野菜，淡色野菜，海藻・きのこ，いも類），デザート・間食

モデル献立と単品メニューの活用

　本シリーズの最大の特徴は，1日のモデル献立の主菜や副菜がそのほかの料理と自由に交換ができるように考えて，主食，汁，主菜，副菜，デザート・間食に分けた単品メニューを掲載してあることです。1日のモデル献立写真の見開きページに，その献立のポイントとともに組合せ献立例を *variation* としてあげました。嗜好，家族構成（環境），地域性などのライフスタイルに合わせて変更・調整してください。さらに，それら組合せ料理例のレシピと料理写真のページには，栄養食事療法実践に必要な調理のポイントやさまざまな食品の特徴などについてのワンポイントアドバイスを1品ずつに掲載しています。これらをヒントに，入れ替えや組み合わせによりメニューの幅がぐっと広がることを期待しています。　　（*variation* については，本シリーズに掲載していない料理などもあります。）

　なお，索引ページに各巻のすべての献立名を掲載しました。献立名での検索に役立ててください。

栄養バランスの確認

1日のモデル献立では，糖尿病，腎臓病については栄養食事療法で用いられている食品交換表での単位数を掲載しました。そのほかの疾患では，栄養バランスが一目でわかるように「食事バランスガイド」で用いられているコマを掲載して，1日分の献立の栄養バランスを示しました。たんぱく質や脂質の制限がある疾患では，コマバランスが悪い日もあると思いますが，逆に，これはその疾患の栄養食事療法のポイントと考えてください。

全巻セット付録：
栄養計算 CD-ROM

献立の栄養量は，栄養計算ソフト「エクセル栄養君 ver4.5」（建帛社発行）を用いて計算し，10冊の全献立を1枚のCD-ROMに収め，全巻セットに組み入れました。「エクセル栄養君 ver4.5」を事前に準備すれば，セット付録のCD-ROMを「エクセル栄養君」にアドインして，栄養量の再調整が可能となります。このテクニックを利用して，管理栄養士・栄養士養成施設に学ぶ方々は，各疾患の栄養食事療法についての考え方と疾患の理解，食事計画のスキルアップをするための学習教材として活用してください。また，ご家庭においては，季節の食品やその日の食材に自由に置き換え，栄養量の確認ができます。献立のバリエーションを増やす一助としてください。(詳しい使い方は，CD-ROMに添付してある資料を参照してください。)
＊CD-ROMは，全巻セット販売にのみ付いています。CD-ROMのみの別売はございません。

献立・料理の栄養計算，PFC比，食事バランスガイドの算出方法について

1. **献立・料理の栄養計算は**，五訂増補日本食品標準成分表（以下五訂増補食品成分表）に基づき，建帛社「エクセル栄養君 Ver4.5」で栄養計算をしている（小数点以下の四捨五入により「1日の栄養量」の合計値が朝・昼・夕・間食の合計値に一致しない場合がある）。この成分表に収載されていない食品は代替食品を使用するか，公表されている参考値をエクセル栄養君 Ver4.5にユーザー登録して栄養計算を行った（ユーザー登録をして栄養計算をしている食品は，10巻セット付録のCD-ROM内のユーザー食品登録ファイル参照）。これらの成分値は，五訂増補食品成分表に収載されている栄養素のすべてが収載されていないので，栄養計算時には登録されていない栄養素は「0」として計算されている。

2. **献立例のPFC比（エネルギー％）の計算**は次の式によって計算している。
   P比（エネルギー％）＝たんぱく質（g）×4（kcal）／総エネルギー（kcal）×100
   F比（エネルギー％）＝脂質（g）×9（kcal）／総エネルギー（kcal）×100
   C比（エネルギー％）＝100－（Pエネルギー％＋Fエネルギー％）

3. **食事バランスガイドの「つ（SV）」は次の値によって計算**（少数第1位を四捨五入）している。
   主食＝ごはん，パン，めん類等の炭水化物40 gを1つ（SV）　副菜＝野菜，きのこ，いも，海藻，種実の合計重量70 gを1つ（SV），野菜ジュースは140 gを1つ（SV）　主菜＝肉，魚，卵，大豆等のたんぱく質6 gを1つ（SV）　牛乳・乳製品＝牛乳・乳製品のカルシウム100 mgを1つ（SV）　果物＝果物の重量100 gを1つ（SV），果汁100％ジュースは200 gを1つ（SV）

目 次

「栄養食事療法シリーズ」の構成と特徴 …………………………………………5

糖尿病　11

糖尿病の医学　12

Ⅰ.糖尿病の概要 …………………………………………………………12
①糖尿病とはどのような病気か …………………………………12
②糖尿病の分類 ……………………………………………………13
③糖尿病の原因 ……………………………………………………15
④糖尿病の症状と合併症 …………………………………………16

Ⅱ.糖尿病の検査と診断 …………………………………………………19
①血糖検査 …………………………………………………………19
②ヘモグロビン A_1c（HbA_1c）検査 ……………………………20
③尿糖検査 …………………………………………………………21
④尿ケトン体検査 …………………………………………………21

Ⅲ.糖尿病の治療 …………………………………………………………22
①治療目標 …………………………………………………………22
②栄養食事療法 ……………………………………………………22
③運動療法 …………………………………………………………22
④薬物療法 …………………………………………………………23

栄養食事療法　24

Ⅰ.栄養食事療法の考え方 ………………………………………………24
①栄養食事療法の目的と考え方 …………………………………24
②合併症予防の栄養食事療法 ……………………………………25

Ⅱ.栄養基準 ………………………………………………………………25
①適正エネルギー量と栄養バランスの整え方 …………………25
②糖尿病治療のための食品交換表 ………………………………27

Ⅲ.栄養食事療法の進め方 ………………………………………………27
①基本的な考え方 …………………………………………………27
②糖尿病治療のための食品交換表の活用 ………………………30

Ⅳ.食事計画（献立）の立て方 …………………………………………30
①献立の立て方 ……………………………………………………30
②献立作成のポイント ……………………………………………32

Ⅴ.栄養教育 ………………………………………………………………34
①栄養食事指導 ……………………………………………………34
②運動指導 …………………………………………………………36

食事計画｜献立例：7日分　38

献立例1（1,600 kcal） 38
献立例2（1,600 kcal） 42
献立例3（1,600 kcal） 46
献立例4（1,600 kcal） 50
献立例5（1,600 kcal） 54
献立例6（1,600 kcal） 58
献立例7（1,600 kcal） 62

組合せ料理例　66

主食 66
汁 68
主菜 70
副菜 75
デザート・間食 81

肥満症　83

肥満症の医学　84

Ⅰ.肥満症の概要 84
　①肥満は体脂肪の増加 84
　②肥満の原因 84
　③肥満の分類 85
　④肥満の合併症 86

Ⅱ.肥満症の検査と診断 88
　①体脂肪量の測定 88
　②体格指数（Body Mass Index：BMI） 88
　③内臓脂肪型肥満の検査と診断 89

Ⅲ.肥満症の治療 89

栄養食事療法　90

Ⅰ.栄養食事療法の考え方 90

Ⅱ.栄養基準 90
　①摂取エネルギー 90
　②たんぱく質 91
　③糖質・脂質 91
　④ビタミン・ミネラル 92
　⑤食物繊維 92

Ⅲ. 栄養食事療法の進め方 ……………………………… 92
- ①肥満治療食 ……………………………………… 92
- ②VLCD食 ………………………………………… 93

Ⅳ. 食事計画（献立）の立て方 ………………………… 93
- ①食品の選択 ……………………………………… 93
- ②献立のポイント ………………………………… 94
- ③調理のポイント ………………………………… 94
- ④特別用途食品の利用 …………………………… 95

Ⅴ. 栄養教育 ………………………………………………… 95
- ①食べ方 …………………………………………… 95
- ②運動療法 ………………………………………… 96
- ③実践へのケア …………………………………… 97

食事計画｜献立例：6日分 …………………………… 98

- 献立例1（1,600 kcal）……………………………… 98
- 献立例2（1,600 kcal）……………………………… 102
- 献立例3（1,400 kcal）……………………………… 106
- 献立例4（1,400 kcal）……………………………… 110
- 献立例5（1,200 kcal）……………………………… 114
- 献立例6（1,200 kcal）……………………………… 118

組合せ料理例 …………………………………………… 122

- 主食 ………………………………………………… 122
- 汁 …………………………………………………… 125
- 主菜 ………………………………………………… 127
- 副菜 ………………………………………………… 131
- デザート・間食 …………………………………… 136

料理さくいん ……………………………………………… 139

糖尿病

糖尿病の医学 ……… 12
医師：田中　明（女子栄養大学）

栄養食事療法 ……… 24
管理栄養士：寺本房子（川崎医療福祉大学）

食事計画｜献立例 ……… 38
管理栄養士：平松智子（川崎医科大学附属病院）
　　　　　　佐々木妙子（川崎医科大学附属病院）
　　　　　　秦陽一郎（川崎医科大学附属病院）

組合せ料理例 ……… 66
管理栄養士：平松智子（川崎医科大学附属病院）
　　　　　　佐々木妙子（川崎医科大学附属病院）
　　　　　　秦陽一郎（川崎医科大学附属病院）

糖尿病の医学

I. 糖尿病の概要

❶ 糖尿病とはどのような病気か

1. 糖尿病はインスリン作用の不足する病気

糖尿病とは，膵臓から分泌されるインスリンというホルモンの作用が不足するために，慢性的な血糖値の上昇と特有な代謝異常を引き起こす病気です。血糖上昇の原因はさまざまで，糖尿病は血糖の上昇を特徴とする病気の集団（症候群）といえます。

2. 糖尿病の重症度は連続的で変化する

胃潰瘍という病気は，病気があるか，ないかの2通りしかありません。しかし，糖尿病は，検査で全く異常の見られない状態（図1のC）から，境界型といわれる状態（図1のB），糖尿病と診断される状態（図1のA）まで，連続的にさまざまな重症度があり，しかも，その重症度は変化します。

つまり，糖尿病の重症度は連続的ですので，実際には境界型と糖尿病のはっきりした境目はありません。図1のAの状態は糖尿病と診断されますが，Bの状態は境界型と診断されます。しかし，重症度はほとんど差がありません。Aの状態では糖尿病という病名がつきますが，悲観することはありません。努力して治療すればCの正常の状態にコントロールできます。Bの状態では境界型とされますが，安心できません。治療を怠れば糖尿病の状態に悪化します。また，治療によりCの正常の状態になったからといって，安心できません。糖尿病が治ったのではありませんので，治療を怠ればすぐにA

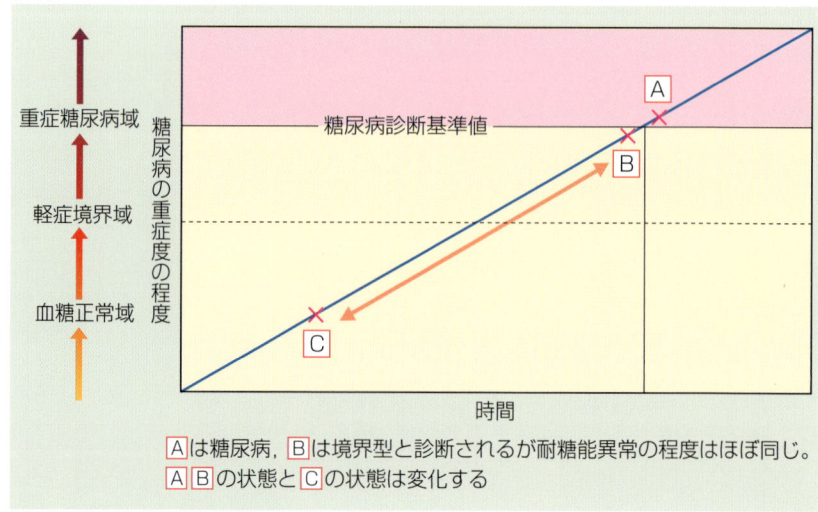

図1　糖尿病の重症度の連続性

の状態に逆戻りします。

このように，糖尿病の病態は変わりますので，治療を継続して，常に良い状態を維持する努力が重要です。

3．糖尿病はコントロールする病気

今のところ，残念ながら糖尿病を治すことはできません。現在行われている治療は糖尿病を治すのではなく，糖尿病をコントロールするものです。治療を行い，血糖値が正常になったとしても，それは糖尿病が治ったのではなく，コントロールされたのです。したがって，治療を中断すれば，また血糖値が上昇します。糖尿病の治療は，とにかく継続させることが重要です。

4．糖尿病患者は増えている

糖尿病は増加しています。2006年度に実施された厚生労働省の国民健康・栄養調査によりますと，糖尿病が強く疑われる人は約820万人，糖尿病の可能性を否定できない人を合わせると約1,870万人でした[*1]。さらに，2010年には糖尿病が強く疑われる人は1,080万人に達すると推定されています。

[*1] 糖尿病が強く疑われる人のうち，現在治療を受けている人は約50％である。

❷ 糖尿病の分類

1．原因による分類（表1，表2）

糖尿病を引き起こす原因による分類を表1に示します。1型糖尿病は膵β細胞の破壊により，絶対的なインスリン欠乏状態に至る糖尿病です。膵β細胞破壊は主として自己免疫異常により起こり，1型糖尿病はグルタミン酸脱炭酸酵素（GAD）抗体，膵島細胞抗体（ICA）などの自己抗体の陽性率が高く，ほかの免疫異常による疾患との合併も多く認めます。また，ヒト白血球

表1　糖尿病の成因による分類

Ⅰ．1型：膵β細胞の破壊，絶対的インスリン欠乏に至る 　　A．自己免疫性 　　B．特発性
Ⅱ．2型：ある程度のインスリン分泌低下にインスリン抵抗性が加わり，相対的なインスリン作用低下を生じる 　　A．インスリン分泌低下を主体とするもの 　　B．インスリン抵抗性を主体とするもの
Ⅲ．その他の糖尿病 　　A．遺伝子の異常が明らかにされたもの 　　　①膵β細胞の作用に関係する遺伝子異常 　　　②インスリン作用の細胞内刺激伝達システムの遺伝子異常 　　B．他の疾患に伴うもの 　　　①膵疾患　②内分泌疾患　③肝疾患　④感染症 　　　⑤薬物や化学物質によるもの　⑥免疫異常によるもの 　　　⑦糖尿病を合併する遺伝性疾患
Ⅳ．妊娠糖尿病

日本糖尿病学会編：糖尿病治療ガイド2008-2009（文光堂）p.11より改変

表2　1型糖尿病と2型糖尿病の特徴

	1型糖尿病	2型糖尿病
発症機序	自己免疫異常による膵β細胞の破壊が原因で，特別なヒト白血球抗原（HLA）などの遺伝因子に何らかの環境因子が加わり発症する。他の自己免疫疾患の合併もある	インスリン分泌の低下やインスリン抵抗性を生じる複数の遺伝因子に過食（特に高脂肪食），運動不足などの環境因子が加わってインスリン作用不足を生じて発症する
家族歴	家系内の糖尿病発症は2型より少ない	家系内にしばしば糖尿病発症がある
発症年齢	小児〜思春期に多いが，中高年でも認められる	40歳以上に多いが，若年発症も増加している
肥満	肥満とは関係ない	肥満が多い
自己抗体	グルタミン酸脱炭酸酵素（GAD）抗体，膵島細胞抗体（ICA）などの自己抗体の陽性率が高い	自己抗体を認めない
発症状況	多くは，急激に発症する。緩徐進行性1型糖尿病もある	多くは，徐々に発症する。発症時期の不明確な場合が多い

日本糖尿病学会編：糖尿病治療ガイド2008-2009（文光堂）p.12より改変

抗原（HLA）に特有のタイプを認めます。1型糖尿病は自己抗体を認める自己免疫性と認めない特発性に分類されます。1型糖尿病は急激に発病する場合が多いのですが，緩徐進行性1型糖尿病もあります[*2]。

*2　1型糖尿病のうち膵β細胞の破壊がゆっくり進み，インスリンの絶対欠乏に至るまでの期間が長いものを緩徐進行性1型糖尿病という。

2型糖尿病はある程度のインスリン分泌低下にインスリン抵抗性が加わり発症する糖尿病で，インスリン分泌低下を主体にするものと，インスリン抵抗性を主体にするものに分けられます。遺伝性（家族内集積性）は1型よりも2型で多く見られます。

発症年齢は1型の多くは思春期以前，2型は40歳以後に多く見られます。1型は肥満との関連はありませんが，2型は肥満との強い関連性を認めます。2型は自己抗体を認めません。また，2型糖尿病は徐々に発症しますので，いつ糖尿病になったのか曖昧な場合がほとんどです（表2）。

1型，2型糖尿病のほかに，原因となる遺伝子異常が明らかにされた糖尿病，他の疾患に伴う2次性の糖尿病，妊娠糖尿病に分類されます。

2. 状態による分類：インスリン依存とインスリン非依存（表3）

インスリン依存状態とインスリン非依存状態に分けられます。インスリン依存状態とは，インスリンが絶対的に欠乏し，生命維持のためにはインスリン治療が不可欠の状態です。血糖値は高く，不安定で，ケトン体の増加することが多いのが特徴です。インスリン非依存状態とは，インスリンの絶対的欠乏はありませんが，ある程度に不足している状態です。血糖コントロールのためにインスリン治療が選択される場合もありますが，通常は食事・運動療法，経口薬が有効です。血糖値は比較的安定していて，ケトン体の増加もわずかです。

1型糖尿病は多くの場合インスリン依存状態にありますが，膵β細胞の破

表3　インスリン依存状態とインスリン非依存状態の特徴

	インスリン依存状態	インスリン非依存状態
特徴	インスリンが絶対的に欠乏し，生命維持のためインスリン治療が不可欠	インスリンの絶対的欠乏はないが，相対的に不足している状態 生命維持のためにインスリン治療が必要ではないが，血糖コントロールを目的としてインスリン治療が選択される場合がある
臨床指標	血糖値：高く，不安定 ケトン体：著増することが多い	血糖値：比較的安定している ケトン体：増加するがわずか
治療	食事・運動療法にインスリン頻回注射（3〜4回／日）が必要	食事・運動療法のみ，あるいは経口薬またはインスリン療法を加える
1型，2型糖尿病との関係	1型糖尿病の多くがあてはまるが，緩徐進行性1型糖尿病のインスリン絶対欠乏に至るまではインスリン非依存状態にある	2型糖尿病の多くがあてはまるが，感染・脱水などの増悪因子によりインスリン依存状態となる

日本糖尿病学会編：糖尿病治療ガイド2008-2009（文光堂）p.13より改変

壊がゆっくり進む緩徐進行性1型糖尿病では，インスリン絶対欠乏に至るまでの期間はインスリン非依存状態にあると考えられます。一方，2型糖尿病は多くの場合インスリン非依存状態にありますが，感染，脱水などの増悪因子によりインスリン依存状態となり糖尿病昏睡を発症する場合があります。

❸ 糖尿病の原因 （図2）

　糖尿病には1型糖尿病と2型糖尿病があります。糖尿病の大部分は2型糖尿病で糖尿病患者全体の95〜97％を占め，1型糖尿病は1〜3％に過ぎません。

　インスリンは膵ランゲルハンス島のβ細胞で合成され，血中に分泌されます。β細胞の破壊により，この過程が障害され（図2の①），絶対的なインスリン作用不足を生じるのが1型糖尿病です。

　2型糖尿病は，ある程度のインスリン分泌低下にインスリン抵抗性[*3]（作用低下）が加わり相対的なインスリン作用不足を生じる糖尿病です。例えば30単位のインスリンの作用を考えた場合，体重50kgの人は体重1kgあたり0.6単位作用しますが，100kgの人は体重1kgあたり0.3単位しか作用しません。このように，肥満はインスリン抵抗性を増加します。

　膵臓から血中に分泌されたインスリンは全身の組織に送られます。インスリンは肝臓，筋肉，脂肪組織などの細胞表面に存在するインスリン受容体に結合し，その刺激が細胞内に伝達され，さまざまな代謝調節作用を行います。その1つに血中のブドウ糖を細胞内に引き込む作用があります。その結果，血糖は低下します。細胞内に引き込まれたブドウ糖は酸化されて水と二酸化炭素になり，その際，エネルギーを生じます。このエネルギーを使うことに

*3 インスリン分泌量に見合った作用が得られない状態で，遺伝素因に，過食，運動不足，肥満，ストレスなどの環境因子や加齢が加わり生じる。代償的に高インスリン血症を生じる。

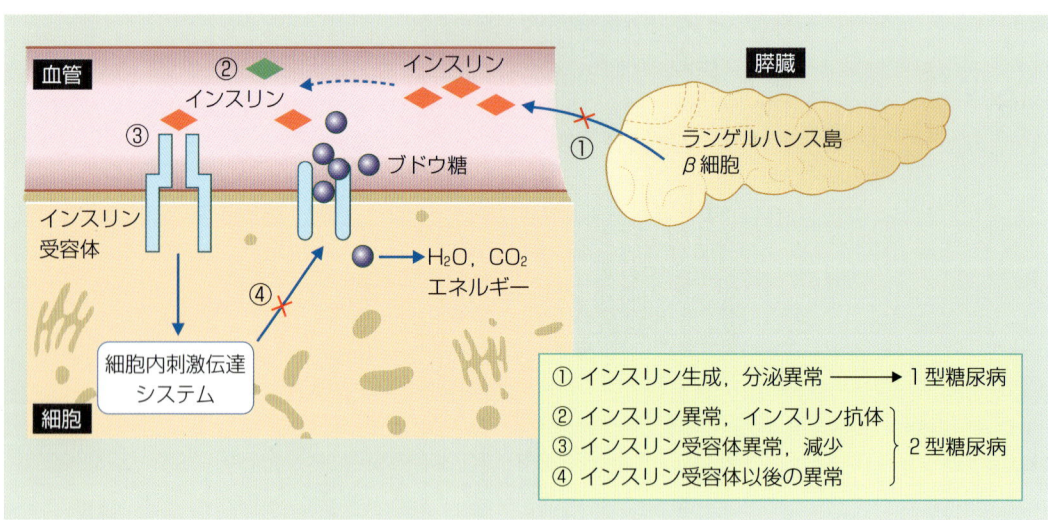

図2　糖尿病の成因・インスリン作用

よりヒトはさまざまな活動が可能となります。しかし，インスリンに対する抗体（図2の②），インスリン受容体の異常や減少（図2の③），受容体と結合した後の細胞内の刺激伝達システムの異常（図2の④）などは細胞内へのブドウ糖取り込みを抑制します。すなわち，インスリン抵抗性（作用低下）を引き起こし，2型糖尿病の原因となります。

このほかの糖尿病の原因としては，膵疾患（膵炎，膵がん），血糖を上昇させるホルモンの増加を引き起こす内分泌疾患（甲状腺機能亢進症，クッシング症候群，褐色細胞腫など），肝疾患（肝硬変など），薬剤や化学物質，感染症，免疫異常によるまれな病気，糖尿病を合併する遺伝性疾患などの2次性糖尿病があります。また，妊娠は血糖値の上昇を起こしやすく，糖尿病の原因となります。妊娠時にはじめて糖尿病を指摘された場合，妊娠糖尿病といいます。

❹ 糖尿病の症状と合併症

1. 症　状

糖尿病ではインスリン作用の低下により，細胞内にブドウ糖を引き込むことができなくなり，血糖値は上昇します（高血糖）。高血糖はさまざまな代謝異常の原因となります。血糖値が腎のブドウ糖排泄閾値を超えると，尿糖を認めます。また，血糖値は，尿量の増加（多尿），頻回の排尿（頻尿）を生じます（浸透圧利尿）。大量の尿が排泄される結果，体は脱水状態になります。脱水になると，著しい喉の渇きを感じるようになり，大量の水分を飲む（多飲）ようになります。

一方，細胞内はエネルギー源であるブドウ糖が不足し，飢餓状態となるた

め，著しい空腹感が起こります。また，ブドウ糖の酸化により生じるエネルギーが生成されず，エネルギー不足状態となり，疲れやすくなります*4。また，ブドウ糖が利用できないので，代わりに体脂肪が酸化されエネルギー源となります。その結果，体脂肪が減少し，体重が減少します。1カ月に10 kg 以上の体重減少が見られることもあり，よくがんと間違えられます。脂肪は酸化され，エネルギー源として使用されるとケトン体が生じ，血中濃度が上昇します。ケトン体は酸性のため血液は酸性となり，高血糖，脱水が加わると糖尿病ケトアシドーシスという状態になり，意識障害（糖尿病昏睡）を引き起こすことがあります。

これらの症状は軽症の糖尿病では出現せず，これらの症状を認める糖尿病はすぐに入院の必要があるような重症糖尿病であるといえます。

2. 合併症（表4）

インスリン作用不足により生じる慢性の高血糖や代謝異常は網膜症，腎症，神経症，及び動脈硬化症などの慢性合併症を引き起こします。網膜症，腎症，神経症は毛細血管の障害を認めることから細小血管症と呼ばれます。また，網膜症，腎症，神経症は糖尿病に特有な合併症なので糖尿病の三大合併症といわれています。一方，動脈硬化症は大血管に障害を認めることから大血管症とも呼ばれます。急激で高度のインスリン作用不足は血糖値の著しい上昇と脱水，ケトアシドーシスを生じ，急性合併症である糖尿病昏睡を引き起こします。

合併症は糖尿病患者の生活や生命を脅かし，これら合併症を予防，進展阻止することが糖尿病治療の重要な目的です。

*4 糖尿病では，血中にはエネルギー源であるブドウ糖があふれているが，それを利用できず，細胞内は不足状態にあり，細胞の飢餓，エネルギー不足を生じ，著しい空腹感や易疲労感を起こす。

表4　糖尿病の合併症

急性合併症	糖尿病昏睡：糖尿病性ケトアシドーシス，非ケトン性高浸透圧性昏睡 感染症：尿路感染症（膀胱炎，腎盂炎），皮膚感染症
慢性合併症	動脈硬化症（大血管症） 　　冠動脈硬化症：狭心症，心筋梗塞 　　脳血管障害：脳梗塞，脳出血 　　下肢閉塞性動脈硬化症 眼の合併症：糖尿病網膜症，白内障 糖尿病腎症 糖尿病神経症 　　多発性神経障害：両下肢のしびれ，こむらがえり，自発痛，異常知覚，感覚鈍麻など 　　自律神経障害：消化管の運動障害（吐気，便秘，下痢），起立性低血圧，排尿障害，インポテンツ，発汗異常など 　　単一神経障害：脳神経障害（顔面神経麻痺，眼球運動障害）など 糖尿病足病変：下肢潰瘍・壊疽 　　糖尿病神経障害，下肢閉塞性動脈硬化症，外傷，感染症が原因となる

1 眼の合併症

糖尿病網膜症は眼の奥にある網膜（眼底）が障害される病気です。網膜は映画スクリーンにあたり，ここに像が写されます。網膜には毛細血管があり，網膜に栄養や酸素を供給していますが，高血糖が持続すると，毛細血管瘤，出血，毛細血管の詰まりを生じ，網膜に障害を起こします。網膜の障害を修復するために新生血管が増殖しますが，この血管は急につくられたために破れやすく，大出血の原因になります。大出血は硝子体に広がり，その凝固塊が網膜剥離を引き起こし失明につながります。現在，糖尿病網膜症は失明原因の第1位です。網膜症は，広汎な出血を伴うような重症にならないと視力低下を感じませんので注意が必要です。したがって，自覚症状がなくても定期的に眼底検査が必要であるといえます。

眼の合併症には網膜症のほかに白内障があります。白内障はレンズに糖が蓄積してすりガラスのようになり，透過性が低下するため，視力障害を生じます。治療には眼科手術が必要です。

2 糖尿病腎症

糖尿病腎症の最初の異常はたんぱく尿です。たんぱく質は重要な栄養素ですが，腎臓のはたらきが障害され尿中にろ過・排泄されてしまいます。初期は小さなたんぱく質であるアルブミンが排泄されます。これを微量アルブミン尿といいます。微量アルブミン尿は 30 mg/g Cr（アルブミン mg/クレアチニン g）未満が正常ですが，300 mg/g Cr 以上に増加すると試験紙法によるたんぱく尿検査も陽性になります。さらに腎症が進行すると大量のたんぱく尿が排泄されるようになり，血中たんぱく質の低下，浮腫が生じ，ネフローゼ症候群といわれる状態になります。また，腎臓のろ過機能が低下すると老廃物を尿に排泄できなくなり，尿毒症，腎不全といわれる状態になり，人工透析が必要となります。尿毒症では，老廃物の蓄積（血中クレアチニン，尿素窒素，カリウム，酸性物質の上昇），高血圧，腎臓から分泌されるエリスロポエチン（赤血球生成に必要）というホルモンの減少による腎性貧血，心不全などの症状を認めます。現在，糖尿病腎症は新規に人工透析が導入される最大の原因になっています。

腎症初期の微量アルブミン尿の時期は糖尿病食による血糖のコントロールが重要で，進行を阻止することが可能ですが，腎症が進行した段階では腎臓病食への切り替えが必要となります。腎症の治療には高血圧の治療も重要です。

3 糖尿病神経症

糖尿病による高血糖が続くと神経障害を生じます。末梢神経障害では，足のしびれ，冷え，異常知覚（足が痛む，じんじんするなど），進行すると知覚低下を認めます。知覚が低下すると，火傷，靴擦れ，外傷などでも痛みを

感じず，治療が遅れて皮膚潰瘍や壊疽の原因になることがあり，注意が必要です。また，心筋梗塞が発症しても胸痛を自覚せず，治療が遅れる場合があります（無痛性心筋梗塞）。

単一神経障害では，脳神経麻痺を起こします。顔面神経麻痺は表情をつくる顔面筋が麻痺します。眼球運動を調節する滑車神経，動眼神経，外転神経の麻痺はものが二重に見える複視を起こします。

自律神経障害では，胃や腸の運動，消化液分泌が障害され，食欲不振，便秘，下痢が起こります。膀胱に尿が蓄積しても尿意を感じなくなり，排尿障害を起こします。起立時の血管収縮反応が障害されると，起立性低血圧を生じ，立ちくらみやインポテンツなどが起こります。

神経症の検査には，膝蓋腱反射，アキレス腱反射，振動覚検査，神経伝導速度の測定などがあります。

神経症の治療は血糖コントロールが最も重要です。血糖がコントロールされることで神経症状が改善されることもあります。

4 動脈硬化症（大血管症）

動脈硬化症によって発症する病気には狭心症，心筋梗塞，脳梗塞，下肢動脈硬化症などがあります。糖尿病患者は健康者に比べて心筋梗塞になる危険率が2～3倍と高くなります。動脈硬化症を発症する危険因子には糖尿病，肥満，高血圧，脂質異常，喫煙などがあります。大血管症発症のリスクは，境界型の軽症でも，重症の糖尿病の場合と変わらないといわれています。

狭心症，心筋梗塞の診断には心電図，脳梗塞はCTスキャン，MRI検査を行います。胸痛，動悸，息切れ，上下肢のしびれなどの症状も重要です。下肢動脈硬化症は下肢の動脈の狭窄のために間歇性跛行[*5]が見られます。

*5 足の痛みのために，休みながらでないと長距離を歩けない状態をいう。

II. 糖尿病の検査と診断

1 血糖検査

早朝空腹時の血糖値，随時の血糖値，75g経口ブドウ糖負荷試験で2時間後の血糖値が糖尿病の診断に使用されます。75g経口ブドウ糖負荷試験は，早朝空腹時に75gのブドウ糖を摂取したあとの血糖値の変化を見る検査です（表5）。

① 早朝空腹時血糖値126 mg/d*l* 以上，② 75g経口ブドウ糖負荷試験で2時間血糖値が200 mg/d*l* 以上，③ 随時血糖値200 mg/d*l* 以上のいずれかの血糖値が確認された場合には「糖尿病型」と判定します（表6）。また，④ 早朝空腹時血糖値110 mg/d*l* 未満，⑤ 75g経口ブドウ糖負荷試験で2時間

表5　75g経口ブドウ糖負荷試験による糖尿病の診断

血糖値 (静脈血漿)	血糖測定時間 空腹時	血糖測定時間 負荷後2時間	判定区分
	126 mg/dl 以上	＜または＞ 200 mg/dl 以上	糖尿病型
	糖尿病型にも正常型にも属さないもの		境界型
	110 mg/dl 未満 ＜及び＞	140 mg/dl 未満	正常型

日本糖尿病学会基準, 1999

表6　糖尿病型及び糖尿病の判定基準と診断

糖尿病型の判定基準
　①　早朝空腹時血糖値 126 mg/dl 以上
　②　75 g 経口ブドウ糖負荷試験で2時間値 200 mg/dl 以上
　③　随時血糖値 200 mg/dl 以上

糖尿病の診断
　1．別の日に行った検査で，①〜③が再確認された場合
　2．①〜③の糖尿病型で，以下の1）〜4）のいずれかの場合
　　1）口渇，多飲，多尿，体重減少など，糖尿病の典型的な症状がある場合
　　2）同時に測定したHbA₁c値が 6.5 %以上の場合
　　3）確実な糖尿病網膜症が認められる場合
　　4）過去に「糖尿病型」を示した資料（検査データ）がある場合
　3．現在の血糖値は「糖尿病型」でなくても，上記に条件が満たされた記録のある場合は糖尿病の疑いをもって対応する

日本糖尿病学会編：糖尿病治療ガイド2008-2009（文光堂）pp.16-17 より改変

血糖値 140 mg/dl 未満が確認された場合には「正常型」と判定します。「糖尿病型」「正常型」のどちらにも属さない場合は「境界型」と判定します。
　①，②，③による「糖尿病型」の判定が，別の日に再確認できれば糖尿病と診断します（表6）。また，「糖尿病型」の判定の上に次のいずれかが確認されれば糖尿病と診断します。1）口渇，多飲，多尿，体重減少など，糖尿病の典型的な症状がある，2）同時に測定したヘモグロビン A₁c（HbA₁c）値が 6.5 %以上，3）確実な糖尿病網膜症を認める，4）過去に「糖尿病型」を示した資料（検査データ）がある場合は，糖尿病として扱います。また，現在の血糖値は「糖尿病型」でなくても，上記の条件が満たされた記録がある場合には，糖尿病の疑いをもって対応します（表6）。

❷ ヘモグロビン A₁c（HbA₁c）検査

　赤血球中に含まれるヘモグロビン（血色素）がどのくらいブドウ糖と結合しているかを割合（%）で示した検査です。赤血球の寿命は 120 日間ですが，その間，ブドウ糖を結合して血液中を循環します。血糖が高ければ結合するブドウ糖が増加して HbA₁c 値は上昇します。赤血球の平均寿命は 1〜2 カ月ですので，HbA₁c 値は採血時点から過去 1〜2 カ月間の血糖コントロー

表7　血糖コントロール指標と評価

指標	優	良	可 (不十分)	可 (不良)	不可
HbA₁c値（%）	5.8未満	5.8〜6.5未満	6.5〜7.0未満	7.0〜8.0未満	8.0以上
空腹時血糖値（mg/dl）	80〜110未満	110〜130未満	130〜160未満		160以上
食後2時間血糖値（mg/dl）	80〜140未満	140〜180未満	180〜220未満		220以上

日本糖尿病学会編：科学的根拠に基づく糖尿病診療ガイドライン第2版（南江堂）p.19, 2007 より引用

ル状態を示します。血糖値は食事や運動などの影響を受けてすぐ変化しますが，HbA₁c値は変化がゆっくりで過去1〜2カ月間の平均的な血糖の状態を示します。したがって，HbA₁c検査は食後でも可能です。また，検査前の数日間，食事や運動療法を行うと，血糖値は低下しますが，HbA₁cは低下しないので，見破られてしまいます。

HbA₁c検査は血糖コントロール状況を判断する重要な指標として用いられます（表7）。HbA₁c値5.8％未満は優，5.8〜6.5％は良，6.5〜7.0％は可（不十分），7.0〜8.0％は可（不良），8.0％以上は不可とされます。

❸ 尿糖検査

一般に，血糖値が170 mg/dl以上になると腎臓の閾値を超えてブドウ糖が尿中に排出されます。これが尿糖です。尿糖陽性ということは，膀胱に尿が蓄積される期間に血糖が170 mg/dl以上になった時があることを示します。糖尿病の診断は空腹時血糖値が126 mg/dl以上または随時血糖値，ブドウ糖負荷試験で2時間値が200 mg/dl以上ですので，尿糖が陰性でも糖尿病であることがありますし，尿糖が陽性でも糖尿病でないことがあります。

起床後1回目の排尿後，朝食までの間に膀胱に蓄積された尿（第2尿という）は早朝空腹時血糖値をよく反映するので，血糖コントロールの指標として使われます。第2尿で尿糖陽性ならば，早朝空腹時の血糖値は170 mg/dl以上であることを示します。

腎臓の尿糖排出の閾値が生まれつき低いために，血糖値が高くなくても尿糖が陽性になる場合を腎性糖尿といいます。腎性糖尿は糖尿病ではないので，治療の必要はありません。尿糖陽性は糖尿病の存在を強く疑わせますが，診断には血糖検査が必要です。

❹ 尿ケトン体検査

インスリンの作用が極度に低下すると血中のブドウ糖を細胞内に引き込むことができず，エネルギー源としてブドウ糖を利用することができなくなります。その場合，ブドウ糖の代わりに体脂肪が利用されます。脂肪の分解産

物がケトン体です。ケトン体は酸性が強く，大量に増加すると血液が酸性になり，高血糖や脱水が加わると糖尿病ケトアシドーシスという状態に陥り，意識障害を引き起こすことがあります。高血糖があって尿ケトン体陽性の場合は糖尿病ケトアシドーシスに進行しつつある非常に危険な状態です。

Ⅲ. 糖尿病の治療

❶ 治療目標

　糖尿病治療の目標は，糖尿病の合併症を予防，あるいは進展抑制することにより，健康者と変わらない生活を確保することです。糖尿病学会から血糖コントロールの指標が発表されています（表7）。HbA_1c値は安定した血糖コントロール状態の評価が可能であり，糖尿病の検査の中で特に重視されています。細小血管症（網膜症，腎症，神経症など）の抑制には優または良を目指します。しかし，年齢，合併症の重症度に応じて目標値を考慮する必要があります。重症合併症例での急速な血糖コントロールは合併症を進行させる危険がありますので，注意しなければなりません。

　大血管症（動脈硬化症）は，境界型の段階ですでにリスクとなりますので，少なくとも優を目指すことが必要です。また，動脈硬化危険因子である肥満，高血圧，脂質異常の同時治療が必要です。

❷ 栄養食事療法

　糖尿病の治療においては栄養食事療法が最も基本であり，薬物療法も栄養食事療法が不十分では良好な血糖コントロールは達成できません。

❸ 運動療法

　運動の種類としては，歩行，ジョギングなどの有酸素運動が有用です。運動はインスリン作用を増強する効果があります。運動療法を禁止あるいは制限した方がよい場合があります。① 血糖コントロールが極端に悪い場合（空腹時血糖値 250 mg/dl 以上，尿ケトン体強陽性），② 網膜症が進行していて眼底出血を繰り返している場合，③ 腎不全（血清クレアチニン：男性 2.5 mg/dl 以上，女性 2.0 mg/dl 以上），④ 心肺機能障害例などです。また，薬剤治療中の例では，空腹時の運動は低血糖発作の原因になり，食後の運動が効果的です。

❹ 薬物療法

1. 経口血糖降下薬

　インスリン非依存状態の 2 型糖尿病例が対象で，食事・運動療法で血糖コントロールが不十分の場合に開始します。経口血糖降下薬は，① インスリン作用（抵抗性）改善薬（ビグアナイド薬，チアゾリジン薬），② インスリン分泌促進薬（スルホニル尿素薬，速効性インスリン分泌促進薬），③ 糖吸収抑制薬（αグルコシダーゼ抑制薬）に分類されます。

　最近，経口血糖降下薬の種類が増加し，その使用法も多様になってきました。肥満例などのインスリン抵抗性の強い軽症例では，インスリン抵抗性改善薬（ビグアナイド薬，チアゾリジン薬），空腹時血糖上昇例ではスルホニル尿素薬，食後高血糖例では速効性インスリン分泌促進薬，αグルコシダーゼ抑制薬を用います。投与量はいずれも少量から開始するのが原則です。

2. インスリン療法

■1 インスリン療法を必要とする場合

　インスリン療法を絶対に必要とする場合は，① インスリン依存状態，② 糖尿病昏睡，③ 重症の肝・腎障害の合併，④ 重症感染症，外傷，中等度以上の外科手術，⑤ 糖尿病妊婦，⑥ 高カロリー輸液時の血糖コントロールです。また，インスリン療法を用いた方がよい場合は，① インスリン非依存状態でも，著明な高血糖（空腹時血糖 250 mg/dl 以上）を認める場合，② 経口血糖降下薬では良好な血糖コントロールが得られない場合，③ やせ型で栄養状態の不良例，④ ステロイド剤治療時に高血糖を認める例です。

■2 インスリン製剤の種類

　超速効型，速効型，中間型，持効型，中間型と超速効型または速効型の混合型があり，それぞれインスリンカートリッジ製剤（ペン型インスリン注入器に装着して使用），製剤・ペン型注入器一体型の使い捨てタイプ（すでに製剤が注入器に装着してある型），インスリンバイアル製剤があります。

　現在使用されているインスリン製剤は遺伝子組換えによるインスリン製剤及びインスリンアナログ製剤で，通常は皮下に注射されますが，糖尿病昏睡では速効型インスリンが静脈注射されます。

■3 インスリン療法の実際

　1 型糖尿病では，超速効型または速効型インスリンを毎食前 3 回皮下注射し，持効型あるいは中間型インスリンを就寝前，または朝食前及び就寝前に加える 1 日 4～5 回の注射が原則で，さらに，血糖自己測定を行います。このような方法を強化インスリン療法といいます。しかし，患者の年齢，病態，管理能力，生活様式に応じた治療法を選択する必要があります。インスリン分泌がある程度保たれている 2 型糖尿病では，多様なインスリン療法が行われ，速効型または超速効型インスリンの毎食前 3 回の注射などが行われます。

栄養食事療法

Ⅰ. 栄養食事療法の考え方

❶ 栄養食事療法の目的と考え方

　糖尿病は過食，運動不足などの好ましくない生活習慣が発症に関与していますが，治療では栄養食事療法が基本となります。適正なエネルギー量を摂取して適正体重を維持し，血糖をコントロールして合併症の発症を防ぐことが栄養食事療法の目的で，その基本は「適正なエネルギー量」，「各栄養素のバランスを整える」，「規則正しい食事」です。すなわち過食を避け偏食せず規則正しい食習慣を身に付けることです。栄養食事療法の基本を毎日の食事に取り入れ，肥満を改善し予防することが，糖尿病の治療に役立ちます。

　糖尿病の栄養食事療法の基本的考え方は，糖尿病の治療だけでなく，メタボリックシンドローム[*1]の予防につながり，健康増進のための食事となります。糖尿病の特別な食事というより，バランスのよい健康食です。

*1 内臓脂肪型肥満は，糖尿病や脂質異常症の合併が多く，脳血管疾患や心筋梗塞などの罹患率が高くなることから，メタボリックシンドロームと総称され，生活習慣病の早期予防に向け診断基準が示されている。

1. 適正なエネルギー量

　日常生活で適正な体重を維持するために必要なエネルギー量（適正なエネルギー量）を算出して，1日の量とします。

　必要エネルギー量は，性別，年齢，肥満度，身体活動量，血糖値，合併症の有無などにより異なりますが，具体的には，標準体重と身体活動量により算出して，肥満度，年齢，合併症の有無などを考慮します（表8）。一般に，男性では1,400〜1,800 kcal，女性では1,200〜1,600 kcalの範囲になります。

2. 栄養素のバランスを整える

　適正エネルギー量の範囲で，たんぱく質，脂質，炭水化物，ビタミン・ミネラルなどの必要な栄養素の過不足がないようにバランスを整えます。食品については食べてはいけない食品はありませんが，できるだけ多くの種類の食品を献立に取り入れます。

表8　適正エネルギーの決め方

```
適正エネルギー＝標準体重＊×身体活動量＊＊
  ＊　標準体重（kg）＝身長（m）×身長（m）×22（BMI）
  ＊＊身体活動量の目安
      軽労作（デスクワークが主な人，主婦など）　25〜30 kcal
      普通の労作（立ち仕事が多い職業）　　　　　30〜35 kcal
      重労作（力仕事が多い職業）　　　　　　　　35〜　 kcal
      注：体重が標準体重より重い場合は低い値を，また軽い場合は大きい値を乗じる。
　　　　高齢者では低い値にする。
```

3．規則正しい食事

規則正しい食事摂取が重要です。過食や極端な偏食，夕食への偏重などは血糖値のコントロールが乱れやすくなります。食事は朝，昼，夕，ほぼ等しいエネルギー量とし，食事時刻はできるだけ一定にすることが望まれます。

❷ 合併症予防の栄養食事療法

糖尿病の合併症には，腎症，網膜症，神経障害や動脈硬化（心筋梗塞）などがありますが，栄養食事療法を実行して，肥満を防ぎ，血糖をコントロールしてこれらの合併症の進展を予防します。

1．食塩制限

糖尿病腎症や網膜症，動脈硬化は高血圧が合併していると進行しやすくなります。食塩の制限は高血圧予防や治療に有効とされています。1日の食塩を6～10g以下に制限します。

2．コレステロールや飽和脂肪酸を多く含む食品の制限

脂質異常症[*2]は動脈硬化の進行と密接に関与しているので，予防することが重要です。血糖値のコントロールが悪い場合や肥満者では，高LDL-コレステロール血症や低HDL-コレステロール血症，高中性脂肪血症などの脂質代謝異常がしばしば見られます。血糖のコントロールと同時にコレステロールや飽和脂肪酸，炭水化物を多く含む食品の摂取が多くならないよう注意が必要です。

3．食物繊維の摂取

食物繊維には食後の高血糖やコレステロールの上昇を抑える効果が報告されています。現在の日本人の食生活調査では不足傾向にある栄養素の1つで，朝，昼，夕の各食事で摂取することが重要です。糖尿病の栄養食事療法を実践する上でも，不足がないよう十分な注意が必要です。

[*2] 従来用いられていた「高脂血症」という名称は，重要な脂質異常である低HDL血症を含む表現としては適切でないこと，また，諸外国ではDyslipidemia（脂質異常症）となっていることから，2007年に「脂質異常症」と症状名が変更された。

II．栄養基準

❶ 適正エネルギー量と栄養バランスの整え方

炭水化物（糖質），たんぱく質，脂質はエネルギー比率で調整します。目安とするエネルギー比率は，炭水化物（糖質）を50～60％，たんぱく質を12～15％，脂質を20～25％とします。ビタミン・ミネラルは食事摂取基準に準じます。エネルギー量あたりの主な栄養素の目標量とこれを満たすのに必要な各食品群のとり方の例を表に示しました（表9，表10）。

*3 目標とする栄養量を確保するにあたり，穀類，果実類，肉類や魚介類などの食品群から1日にどれくらいの量を摂取すればよいかを示したもの。特定給食施設などで用いられる。病院では約束食事箋で用いられている。

*4 早期腎症の診断に用いられる。顕性腎症への進展を予防するには，明らかにたんぱく尿と診断される前段階である微量アルブミン尿の時期（糖尿病腎症2期）の血糖コントロールが重要となる。

*5 サラダ油や肉や魚の脂肪は3分子の脂肪酸がグリセリンと結合している（トリアシルグリセロール）。脂肪酸にはパルミチン酸，ステアリン酸，リノール酸（大豆油に多い），オレイン酸（オリーブ油に多い），DHA・EPA（IPA）（魚油に多い）等がある。この脂肪酸構成の違いによって油脂の性質が異なる。

*6 飽和脂肪酸と不飽和脂肪酸…二重結合を含んでいるものが不飽和脂肪酸で，その位置によってn-9系（オレイン酸），n-6系（リノール酸），n-3系（DHA・EPA）に分けられる。二重結合を含まないものが飽和脂肪酸で，パルミチン酸やステアリン酸などがある。

表9 栄養素等基準

エネルギー (kcal)	たんぱく質 (g)	脂質 (g)	炭水化物 (g)	カルシウム (mg)	鉄 (mg)	水分 (ml)
1,200	50	30	190	600	10	1,000
1,400	60	30	250	600	10	1,200
1,600	60	40	260	600	10	1,200
1,800	70	45	290	600	10	1,300
2,000	75	50	330	600	10	1,400

表10 食品構成*3

単位：g

	1,200 kcal	1,400 kcal	1,600 kcal	1,800 kcal	2,000 kcal
ごはん	200	300	350	400	450
食パン	60	60	80	80	120
小麦粉	5	5	5	5	5
いも類	40	40	40	40	40
果実類	65	65	65	65	65
魚介類	50	60	60	80	80
肉類	30	50	50	60	60
卵類	50	50	50	50	50
大豆製品	40	40	40	60	60
牛乳	200 (低脂肪乳)	200	200	200	200 ヨーグルト100
油脂類	10	10	10	15	15
野菜類	300	300	300	300	300
きのこ類	40	40	40	40	40
海藻類	5	5	5	5	5
砂糖	10	10	10	10	10
みそ	15	15	15	15	15

1．炭水化物（糖質），たんぱく質，脂質

　炭水化物（糖質）のうち，単糖類（ブドウ糖・果糖）や二糖類（砂糖）は血糖値を急激に上げやすいことから1日あたり6〜10g程度とし，血糖を緩やかに上昇させる複合糖質（ごはん，めん類，パンなど）を中心にします。

　たんぱく質は糖尿病腎症予防のために過剰摂取を避け，標準体重あたり1.0〜1.2gを目安とします。微量アルブミン尿*4が出現した場合，標準体重あたり0.8gとします。

　脂質は脂肪酸*5の比率も考慮します。食事摂取基準を参考に，飽和脂肪酸*6はエネルギー比4.5％以上，7.0％未満，n-6系脂肪酸は10％未満を，n-3系脂肪酸は1日あたり男性2.6g以上，女性2.2g以上を目安とします。飽和脂肪酸は肉や牛乳，卵などの動物性食品に，n-6系脂肪酸はサラダ油やごま油などの植物性油に，n-3系脂肪酸は魚油に多く含まれます。

2．食物繊維

　食物繊維は1日あたり，25〜30gを目標にします。野菜類，海藻類，きのこ，こんにゃくなどで1日あたり350gの摂取が勧められています。

3．食塩，嗜好品

合併症（糖尿病腎症，心筋梗塞など）予防の目的で，食塩は 8〜10 g/日以下とし，すでに高血圧症や糖尿病腎症の合併がある場合は 6 g/日以下とします。菓子類は控えるのが一番ですが，どうしても欲しい場合は 2 単位分程度とし，主食や果物と交換して 1 日の適正エネルギー量の範囲を守ります。

アルコール類は原則として禁止です。

❷ 糖尿病治療のための食品交換表

栄養食事療法の基本を満たし，比較的容易にバランスの取れた献立作成ができるよう考案されたのが「糖尿病治療のための食品交換表」です。上手に活用することで，必要栄養素をバランスよく摂取し，献立内容にバラエティーを持たせることも可能になります。

1．仕組み

エネルギーの調整を「単位」で考えるように考案されています。日ごろ摂取している食品を栄養上の特徴により「6 つの表」と「調味料」に分類し，1 単位を「80 kcal」[*7]として 1 単位あたりの食品重量が写真や数値で記載されています。同じ表内の食品は，同じ単位で交換して摂取できます。したがって，基本となる献立を準備しておいて，季節の食品や好みの食品に変えることで，献立内容に変化を持たせることができ，献立の幅が広がります。

2．使い方

1 日に摂取できる単位数を決定します。医師より指示された適正エネルギー量を「80 kcal」で割って，1 日の単位数に直します。例えば 1,600 kcal では「80 kcal」で割って「20 単位」となります。この単位数を「糖尿病治療のための食品交換表」の〈表 1〉から〈表 6〉に配分して，栄養バランスを整えることができる単位配分とします。指示エネルギーの単位配分例を表 12 に示しますが，食習慣や嗜好を考慮して決定します。これをもとに朝，昼，夕の 3 回の食事と，食生活を考慮して間食に単位配分します。

「糖尿病治療のための食品交換表」では 1,600 kcal（20 単位）の単位配分例が示されていますので，これを参考に調整します（図 3）。

*7 1 単位は日常よく使用する食品の単位。例えば，ごはんは茶わん 1 杯（約 150 g：3 単位），魚 1 切れ（1〜2 単位），卵 1 個（1 単位），りんご半分（1 単位），バナナ中 1 本（1 単位）など 80 kcal を基本にすると整理しやすいことから，100 でなく 80 kcal とされた。

Ⅲ．栄養食事療法の進め方

❶ 基本的な考え方

医師から指示された適正なエネルギー量の範囲の中で，食事として満足できる献立にする工夫が重要になります。糖尿病の栄養食事療法は，一般的に

エネルギー制限食となりますが，食べてはいけない食品はありません。食べ過ぎや偏った食事にならないように，表10の食品構成や「糖尿病治療のための食品交換表」を活用して食品のバランスを取ることが重要です。できるだけ多くの食品が摂取できるよう献立を工夫し栄養バランスを整えます。それには単品メニューは避け，主食・主菜・副菜をそろえます。肉類，魚類や野菜を使ったエネルギー量（単位数）がほぼ同量のメニューのバリエーションをそろえておくとよいでしょう。

表11　糖尿病治療のための食品交換表の分類と単位配分例

表	栄養上の特徴	食品（群）	1単位（80 kcal）あたりに相当する各食品の重量	炭水化物	たんぱく質	脂質
表1	主に炭水化物を含む食品で，主食となる穀類など	穀類，いも，炭水化物の多い野菜と種実，豆（大豆を除く）	ごはん(50)，パン(30)，もち(35)，うどん・そば(80)，じゃがいも(110)，さつまいも(60)，とうもろこし(90)，かぼちゃ(90)，れんこん(120)，甘ぐり(40)，あずき(25)	18	2	0
表2	主に炭水化物を含む食品で，ビタミン・ミネラルや食物繊維も含む	くだもの	バナナ(100)，ぶどう(150)，りんご(150)，いちご(250)，すいか(200)，もも(200)，かき(150)，なし(200)，みかん・グレープフルーツ(200)	20	0	0
表3	主にたんぱく質を含む食品で，脂質も含む	魚介，肉，卵，チーズ，大豆とその製品	かれい・めばる(80)，あじ・さけ・たい・まぐろ(60)，さんま・ぶり(30)，かに(120)，牛肉もも・ひれ(40)，鶏ささ身(80)，鶏もも(60)，豚肉もも(60)，木綿豆腐(100)，絹豆腐(140)，油揚げ(20)，卵(50)，プロセスチーズ(20)	0	9	5
表4	カルシウムの給源たんぱく質，脂質，炭水化物，ビタミンも多く含む	牛乳と乳製品	普通牛乳(120)，低脂肪牛乳(160)，ヨーグルト(120)，スキムミルク(20)	6	4	5
表5	主に脂肪を含む食品	油脂，多脂性食品	ドレッシング(20)，植物油(10)，バター(10)，マヨネーズ(10)，クリームチーズ(20)，ベーコン(20)，ごま(15)，ピーナッツ(15)	0	0	9
表6	主にビタミン・ミネラルや食物繊維を多く含む食品	野菜，海藻，きのこ，こんにゃく	野菜は色々取り合わせて(300)，海藻，きのこ，こんにゃく（エネルギーが少ないので，野菜とは別に食べることができる）	13	5	1

日本糖尿病学会編：糖尿病食事療法のための食品交換表第6版（文光堂）より作成

表12　指示エネルギーの単位配分例

単位配分例	表1	表2	表3	表4	表5	表6	調味料
1,200 kcal（15単位）	7	1	3	1.5	1	1	0.5
1,440 kcal（18単位）	9	1	4	1.5	1	1	0.5
1,600 kcal（20単位）	11	1	4	1.5	1	1	0.5
1,840 kcal（23単位）	12	1	5	1.5	2	1	0.5
2,000 kcal（25単位）	13	1	5	2.5	2	1	0.5

日本糖尿病学会編：糖尿病食事療法のための食品交換表第6版（文光堂）より作成

＜例＞指示エネルギーが1,600 kcal（20単位）の場合
　1日の指示単位を表1〜表6と調味料に配分します。この単位数を朝，昼，夕の3食に分配し，単位数に相当する食品を組合せて献立を作成します。

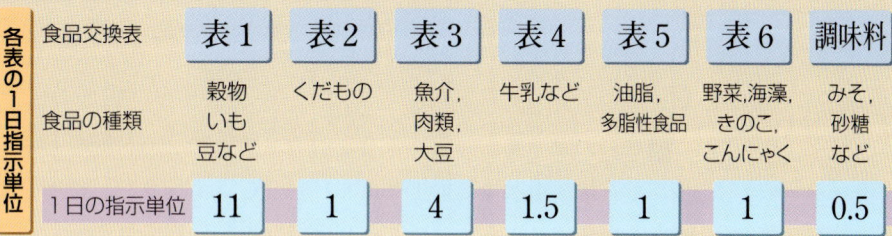

- 表1の食品（穀物，いもなど）1日分11単位は，朝食に3単位，昼食に4単位，夕食に4単位のように分けてとります。
- 表3の食品（魚介，肉，卵，チーズ，大豆製品）1日分4単位は，朝食に1単位，昼食に1単位，夕食に2単位のように分けてとります。
- 表6の食品（野菜）1日分1単位（300g）は，朝食，昼食，夕食に大体100gずつ分けてとります。そのほか，海藻，きのこ，こんにゃくも，できるだけしっかり食べるように心がけましょう。
- 表5の食品（油脂）1日分1単位と調味料（みそ，砂糖など）の1日分0.5単位は，その日の料理のつごうで，朝食，昼食，夕食に適宜分けて使います。
- 表2の食品（くだもの）1単位と表4の食品（牛乳）1.5単位は，朝食，昼食，夕食，間食のどこでとってもかまいません。

図3　食事指示票例　　　日本糖尿病学会編：糖尿病食事療法のための食品交換表第6版（文光堂）より作成

❷ 糖尿病治療のための食品交換表の活用

　あらかじめ献立を作成して食材を準備（購入）しますが，その日の食材によって献立を決める場合もあります。「糖尿病治療のための食品交換表」に従った1日あるいは1食の単位配分を数パターン作成し，その日の食材に合わせて使用量を調整することで，エネルギー量の過不足を最小限にすることができます。よく使用する食品については，使用できる単位数と1単位の重量を記憶しておくとスムーズです。おおむね主食〈表1〉やくだもの〈表2〉，乳製品〈表4〉は使用量がほぼ一定していますので，単位の量は〈表3〉の食品で使用頻度の高い食品を覚えるということになります。

Ⅳ. 食事計画（献立）の立て方

❶ 献立の立て方

■1　1日のエネルギー量を朝食・昼食・夕食の3食に配分します。1食のエネルギー量は指示量の約1/3量を目安とします。また，間食を考慮する必要がある場合は，あらかじめ1〜2単位分を配分しておきます。

■2　主食〈表1〉，肉類・魚介類・卵・大豆製品〈表3〉を3食に配分します。ほぼ3食均等に分けることが基本です。均等に分けることで1食ごとに栄養バランスを整えることができます。

■3　各食事の主菜献立を決め，添える野菜類を選びます。野菜類は1食に100〜150gを目安にします。調理に使う油脂類は1日約10g使用できますが，ドレッシングやマヨネーズ，マーガリンなども1日の油脂類の単位数の中に含めます。

■4　「糖尿病治療のための食品交換表」を用いて単位配分する場合
　各表に配分された単位に相当する食品とその重量を献立に入れます。

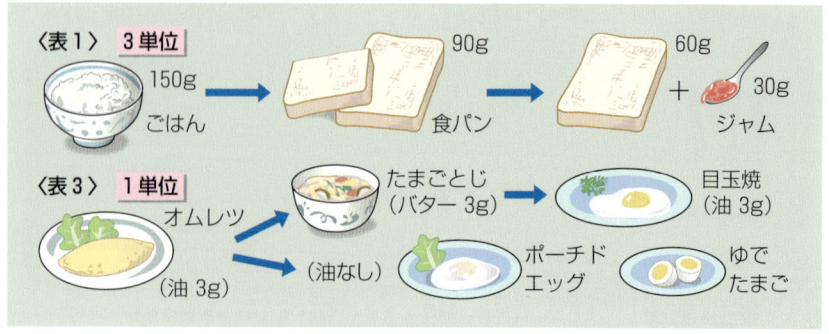

表13 1日1,600 kcal・20単位の食事計画(単位配分)例

			表1	表2	表3	表4	表5	表6	調味料	嗜好品その他	
	1,600 kcal(20単位)		11.0	1.0	4.0	1.5	1.0	1.0	0.5	0.5	

	献立名	食品名	数量(g)	表1	表2	表3	表4	表5	表6	調味料	嗜好品その他	食塩(g)
朝	パン	ロールパン	60	2.0								0.7
		ジャム	20								0.7	
	オムレツ	卵	50			1.0						
		油	3					0.3				
		塩	0.2									0.2
	生野菜添え	レタス	30						+			
		キャベツ	20						+			
		にんじん	5						+			
		ノンオイルドレッシング	15									0.3
	牛乳	牛乳	200				1.5					
	くだもの	いちご	125		0.5							
昼	ごはん	ごはん	200	4.0								
	豚肉のしょうが焼き	豚肉(もも)	60			1.0						
		しょうが	3						+			
	だいこんおろし添え	しょうゆ,みりん	5, 2							0.1		0.8
		油	3					0.3				
		だいこん	40						+			
	えびのサラダ	えび	25			0.3						
		キャベツ	30						+			
		たまねぎ	10						+			
		ピーマン	15						+			
		わかめ	1						+			
		ドレッシング	10					0.5				0.3
	くだもの	りんご	75		0.5							
夕	ごはん	ごはん	200	4.0								
	さしみ	かつお	30			0.5						
		たい	20			0.2						
		さわら	30			0.8						
		だいこん	40						+			
		きゅうり	10						+			
		しょうゆ,わさび	5									0.8
	ぬた	わけぎ	60						+			
		みそ,酢	5, 5							0.3		0.6
		みりん,砂糖	2, 2							0.1		
	若竹汁	たけのこ	15						+			
		菜の花	10						+			
		木綿豆腐	20			0.2						
		しょうゆ	8									1.2
		だし汁										
	合計			10.0	1.0	4.0	1.5	1.1	1.0	0.5	0.7	4.9

主食やその他の副菜とのバランスを考えて選択します。このとき調理で使用する油脂類や調味料の使用料を考慮して献立を決定します。昼食や夕食で油を使用したければ，朝食では油を使用しない「ポーチドエッグ」，「たまごとじ」などを選択します。

　5 牛乳・乳製品やくだものは単品でも摂取できる食品です。献立の中に取り入れるより，食事後のデザートや間食として利用することで，食生活にゆとりを持たせることができます。

　6 食塩は1日10gを目安にします。過剰にならないよう味付け（調理），加工食品，インスタント食品，汁物，漬け物などの摂取量や組み合せ方を工夫します。高血圧や腎症合併患者では6g以下に制限しますが，必要であれば減塩食品を利用します。

❷ 献立作成のポイント

　1 野菜，海藻，きのこ，こんにゃくを使った献立を積極的に取り入れます。ビタミン・ミネラル，食物繊維はエネルギー制限食では不足しがちになります。ビタミン B_1，ビタミン B_6，葉酸，ビタミン E やカルシウム，鉄などに注意が必要です。目安は野菜・海藻・きのこで1日約350～400gです。野菜・海藻類はエネルギーが少なく，食物繊維を多く含みます。献立作成にあたっては主菜の付け合わせ，1品を添えるなどの工夫をすることで食事にボリュームを持たせることができ，かつビタミン・ミネラル，食物繊維を補充する効果が期待できます。

　2 季節感のある新鮮な材料を選びます。糖尿病食の場合，献立が単調になる傾向にあります。季節の食材を使用することで，同じメニューでも新鮮で，いつもとは違って見えます。

　3 肉類，卵，牛乳などの動物性食品に偏らないようにします。特に肉類に偏ると動物性脂肪すなわち飽和脂肪酸の摂取が過剰となり，高コレステロール血症などの合併症を招き，さらには動脈硬化へと進展しやすくなります。

　4 栄養食事療法を長続きさせるには家族と同じ献立にして，家族で取り組みます。特別の献立は調理者への負担となり，別の食事であることでの違和感が生じます。糖尿病の食事は適正なエネルギーを基本としたバランス食です。家族の食事を糖尿病食に合わせることで，健康増進の食事を家族全員で実践することになります。主食の量を変えたり油を多く使うてんぷらやフライなどのメニューでは1人分ずつの盛り付けにして，食べ過ぎにならないようにします。代表的な調理法の吸油率を表14に示します。

　5 満腹感が得られる献立や調理を選択したり盛り付け方を工夫します。
　① 脂質の少ない食材（部位）の選択：豚もも肉，鶏むね肉，ささ身，白身魚など。

② 嵩のある食材の利用：えび・かに・貝類など殻付きの材料は殻を付けたままで使用，尾頭付きの魚など。
③ 低エネルギー食材の1品を追加：海藻・きのこ・こんにゃくなど。
④ 油を使用しない調理法を選択する：焼き物，煮物，蒸し物など。
⑤ 低エネルギーの調味料を利用する：ノンオイルドレッシング，マヨネーズ，マーガリン，低エネルギーの甘味料など。
⑥ 盛り付け：大皿に一緒に盛り付けないで，1人分ずつ小皿に盛り分ける。

6 インスタント食品，加工食品では栄養成分表示がしてある食品を利用します。これらの食品だけでは不足する栄養素が生じやすくなりますので，献立の一部に取り入れるようにします。1食単位で考えて栄養バランスを整えます。

7 低エネルギーの甘味料は，表15に示すようなオリゴ糖[*8]，糖アルコール[*9]などがあります。種類によって甘味度や味，調理上の特性が異なるので，その特徴を上手に利用します。これらの甘味料はコーヒー・紅茶，デザートでの利用が手軽であり，効果的です。

*8 単糖類が数個（一般に2個〜10個）結合したものをオリゴ糖という。オリゴ糖でも砂糖等はすぐに分解され，血糖が上昇する。このような糖と区別するために「難消化性オリゴ糖」といわれている。難消化性オリゴ糖は我々の体内で分泌される消化酵素では分解されず，大腸で腸内細菌により分解され，一部が吸収される。血糖値には影響を与えない。

*9 アルコール基（-OH）を持つ糖質で，糖の分子に水素を添加すると得られる。消化管で分解吸収されにくいことから低エネルギー甘味料として使用されている。

表14　代表的な調理法の吸油率（％）

炒め物		揚げ物	
和風炒め煮	3〜5	素揚げ	3〜8
ムニエル	4〜5	唐揚げ	6〜8
チャーハン	5〜6	てんぷら	15〜25
野菜炒め	3〜5	フライ	10〜20

表15　低エネルギーの甘味料

糖類		甘味度（しょ糖1に対して）	エネルギー（kcal/g）	備考
オリゴ糖	フラクトオリゴ糖	0.5〜0.6	2.3	オリゴ糖はビフィズス菌や乳酸菌などの腸内細菌増殖を促進し，腸内環境の改善を図ることができる。血糖の上昇はない。
	ガラクトオリゴ糖 乳果オリゴ糖	0.3〜0.40	3.1	
	大豆オリゴ糖	1.25	2.1	
糖アルコール	マルチトール（還元麦芽糖）	0.8〜0.9	2.0	血糖の上昇はない。大量使用（0.5g/kg以上）で下痢を起こすことがある。味は最も砂糖に近い。（商品名マービー）
	キシリトール	1.0	3.0	
	エリスリトール	0.7〜0.8	0.4	
非糖質甘味料	ステビア	100〜400	0	キク科の植物で天然の甘味料
合成甘味料	アスパルテーム	180〜200	0	アミノ酸の一種であるアスパラギン酸とフェニールアラニンが結合したもの。その他の甘味料と混合して市販されている（商品名パルスイート）。

V. 栄養教育

❶ 栄養食事指導

　栄養食事療法は糖尿病治療の重要な役割を果たしていますが、これは患者さん自身に正しく実践していただく必要があります。このことから糖尿病は教育の病気ともいわれています。糖尿病の食事指導では、自己管理できるようさまざまな角度からアドバイスできるだけの十分な知識を備えておくことが必要です。

1．基本的な考え方

　糖尿病の栄養食事療法の方針を決定するにあたっては，食習慣や生活背景を考慮し，具体的に指導（教育）する場合は，年齢や理解力に応じた指導方法を取り入れます。特に2型糖尿病は今までの食生活習慣とのかかわりが大きく，血糖をコントロールするためにはこれを変更することになります。栄養食事療法を生涯継続する上では，患者がやる気を起こす明確な動機付けが重要で，その善し悪しによって糖尿病のコントロールは左右されます。また，家族の理解や協力も必要となり，家族への教育も同時に計画します。長期継続可能な方法をじっくり相談して決定する気持ちが大切です。

2．指導のポイント

　1 糖尿病の栄養食事療法は特別な食事ではなく，栄養バランスの取れた健康増進に向けた食事であること。

　2 1日に必要な適正エネルギー量と食品構成（必要単位数）。

　3 食事に時間をかける（15分以上／回）。食事はゆっくりよく噛んで摂取する（一口20〜30回）ことは食事に対する満足感を維持する上でも有効であること。

　4 満腹感が得られる献立・調理・盛り付けの工夫。

　5 嗜好食品（菓子類，アルコール，ジュース類）の摂取について，やめることができない場合は適正摂取量を決める。

3．栄養食事療法の効果を知らせる

　体重の変化や臨床検査データを調べ（モニタリング），栄養食事療法の効

> **参考**
>
> **教育入院システム**
> 　食事・運動・薬物療法についての解説や実際にどのようにするかの実習や演習が一定のスケジュールのもとで行われます。教育担当者は医師・管理栄養士・看護師・薬剤師・運動指導士・検査技師などのメディカル，コメディカルチームで行われます。入院期間は施設により3日から2週間と異なります。

果を確認します。体重は BMI 22 を目標とし，血糖（HbA$_1$c，空腹時血糖値，食後2時間値），血清脂質（中性脂肪，LDL-コレステロール，HDL-コレステロール），血圧（130 mmHg/80 mmHg 未満）などを評価します。これにより食事内容や日常生活の過ごし方と血糖値の関連について理解を深めることができます。血糖のコントロールに対する意欲がより深まり，長期にわたり良好なコントロールが得られやすくなります。

4．嗜好品

1日に摂取できる量を決めます。菓子・ジュースなどの嗜好品は原則的には好ましくありませんが，やむを得ず摂取する場合は〈表1〉（ごはん，めん，パン，炭水化物の多い野菜類）と交換するなど，指示エネルギーの範囲内で考えます。ただし，菓子類は砂糖を多く含むものが多く，血糖値を上げやすいので一度に多く摂取しないよう注意します。1日の量は2単位（160 kcal）程度が目安です。また，種々の代用甘味料やこれらを用いたプリンやアイスクリームなどの低エネルギーの食品も市販されています。最近は，市販の菓子類にはおおむねエネルギー表示がしてありますので，これらを活用します。できるだけエネルギーの少ない食品を選び，エネルギーの多いものは半分の量にするなどしてコントロールします。

5．アルコール類

原則的には禁酒です。飲酒が許可される場合の条件は，糖尿病のコントロールが良く，糖尿病合併症，心臓病・脳梗塞などの動脈硬化性病変，肝臓病，膵臓病がなく，医師が指示した量を守ることができる場合で，おおむね2単位（160 kcal）程度です。主治医と相談して飲酒量を決定します。しかし，アルコールを飲むことで副菜が多くなり，食事バランスが崩れやすくなるので注意します。また，アルコールは経口血糖降下薬やインスリンの効果を強め，時には低血糖を起こす場合があります。薬物療法を行っている場合は注意が必要です。

6．外食の上手な選び方

外食は一般に主食，小麦粉製品〈表1〉，油・バター〈表5〉の使用割合が高く，野菜類が少ない料理が多く，高エネルギーで食塩量は多くなりがちです。したがって栄養バランスは不良です。外食頻度が多い場合では，上手な利用方法についての指導が重要です。エネルギー表示店の紹介や，食べ方の工夫（主食量の調整，揚げ物の衣を残すなど）を指導します。メニューの選び方（単品メニューより定食メニューを選ぶ）や，頻回に摂取するメニューについてはエネルギーの調整方法や，不足しがちな栄養素を補充する方法を指導します。主に野菜料理を補充することになります。

また，外食のエネルギー量は目安で決めることになります。日ごろから食品の重量を測定して，1単位の目安量を覚えていただくことも有効です。

表16　アルコールの種類と1単位の量

種類	アルコール濃度（%）	1単位の量（ml）	常用量（ml）	エネルギー（kcal）
日本酒	15.5	70	180（1合）	193
焼酎（甲類）	35	40	180（1合）	370
ビール	4.5〜5	200	500（中瓶1本）	230
ワイン	11.5	100	100（グラス1杯）	73
ウイスキー	40	30	35（グラス1杯）	83

日本糖尿病学会編：糖尿病食事療法のための食品交換表第6版（文光堂）より引用

表17　主な外食料理の単位数

献立名	合計単位数	表1	表3	表5	調味料
カレーライス	7〜9	4.5〜5.5	0.5〜1.5	0.5〜1.0	0.1〜1.5
オムライス	7〜10	3.5〜5.5	1.5〜2.5	0.5〜2.0	0.4〜0.5
チャーハン	7〜9	4.0〜5.5	1.2〜2.0	1.0〜2.0	0
ライスグラタン	6〜9	2.5〜4.0	1.0〜1.5	1.0〜2.0	0〜0.8
親子丼	7〜8	4.0〜5.0	2.0〜3.5	0	0.3〜0.5
うなぎ丼	7〜9	4.0〜5.0	2.5〜3.5	0	0.4〜0.5
カツ丼	9〜12	4.5〜6.0	2.5〜3.5	1.0〜2.0	0.3〜0.5
牛丼	6〜9	4.0〜5.5	1.0〜3.0	0〜0.5	0.2〜0.3
にぎり寿司	5〜7	3.0〜4.0	1.5〜2.5	0	0.4〜0.5
幕の内弁当	8〜10	4.5〜5.5	2.0〜3.0	0.5〜1.5	0.2〜0.5
きつねうどん	4〜5	2.5〜3.5	0.5〜1.5	0	0.3〜0.5
ラーメン	5〜7	4.0〜5.0	0.5〜1.0	0.5〜1.0	0〜0.2
焼きそば	6〜8	4.0〜5.5	0.5〜1.0	1.0〜1.5	0〜0.3
スパゲティトマトソース	7〜9	4.5〜5.5	0〜1.0	1.0〜2.0	0〜0.6
お好み焼き	5〜9	2.5〜4.5	1.0〜2.0	1.0〜2.0	0.2〜0.4

日本糖尿病学会編：糖尿病食事療法のための食品交換表第6版（文光堂）より引用

❷ 運動指導

1．運動療法の目的

　運動療法は糖尿病治療の基本の1つです．食後の運動は食後血糖を下げる効果があります．また，継続して運動することで，インスリンの感受性を高め耐糖能が改善できます．運動による効果を表18に示しました．

2．運動についての指導

　散歩，階段の上り下り，自転車，雑巾がけ，ラジオ体操など日常の生活の中で積極的に体を動かすことを勧めます．運動の効果は種類や強度にもよりますが，心肺機能やストレス改善効果も期待できます．歩行では15〜30分を1日2回，1日の歩行量としては約1万歩が目安です（消費エネルギー量として160〜240 kcal）．1週間で700〜2,000 kcalを目安にします．できるだけ毎日行うよう努力を促しますが，少なくとも1週間に3日以上実行できることが望まれます．

　血糖降下薬の内服やインスリン療法を行っている場合は低血糖に注意が必要です．食後1時間頃にするのがよいでしょう．

また，血糖コントロールが極端に悪い場合や，腎不全，眼底出血がある場合などは制限あるいは禁止です。このような場合には運動療法を始める前に医師に相談しましょう（表19，図4）。

表18　運動の効果

- ブドウ糖，脂肪酸の利用が促進され血糖が低下する。
- インスリン抵抗性*10の改善。
- エネルギー摂取量と消費のバランスをよくし減量効果がある。
- 加齢や運動不足による筋萎縮を防ぎ，筋力を保つ。
- 高血圧や脂質異常症（高脂血症）の改善に有効。
- 心肺機能をよくする。
- 運動能力が向上する。
- 爽快感，活動気分など日常生活のQOLを高める効果も期待できる。

日本糖尿病学会編：糖尿病治療ガイド2008-2009（文光堂）p.41より作成

*10 血中のインスリン濃度に見合ったインスリン作用が得られない状態をいう。早朝空腹時の血中インスリン値と血糖値から計算するHOMA-Rが簡単な指標として用いられている。この値が2.5以上の場合はインスリン抵抗性があると判断される。

表19　運動を禁止あるいは制限したほうがよい場合

① 糖尿病の代謝コントロールが極端に悪い場合（空腹時血糖値250 mg/dl以上，または尿ケトン体中等度以上陽性）
② 増殖網膜症により新鮮な眼底出血がある場合（眼科医と相談する）
③ 腎不全の状態にある場合（血清クレアチニン，男性2.5 mg/dl以上，女性2.0 mg/dl以上）
④ 虚血性心疾患や心肺機能に障害がある場合（各専門医の意見を求める）
⑤ 骨・関節疾患がある場合（各専門医の意見を求める）
⑥ 急性感染症
⑦ 糖尿病性壊疽
⑧ 高度の糖尿病性自律神経障害

日本糖尿病学会編：糖尿病治療ガイド2008-2009（文光堂）p.43より引用

軽い運動	軽い散歩	30分前後
	軽い体操	30分前後
やや強い運動	ウォーキング（速歩）	25分前後
	自転車（平地）	20分前後
	ゴルフ	20分前後
強い運動	ジョギング（強い）	10分前後
	自転車（坂道）	10分前後
	テニス	10分前後
激しい運動	バスケット	5分前後
	水泳（クロール）	5分前後

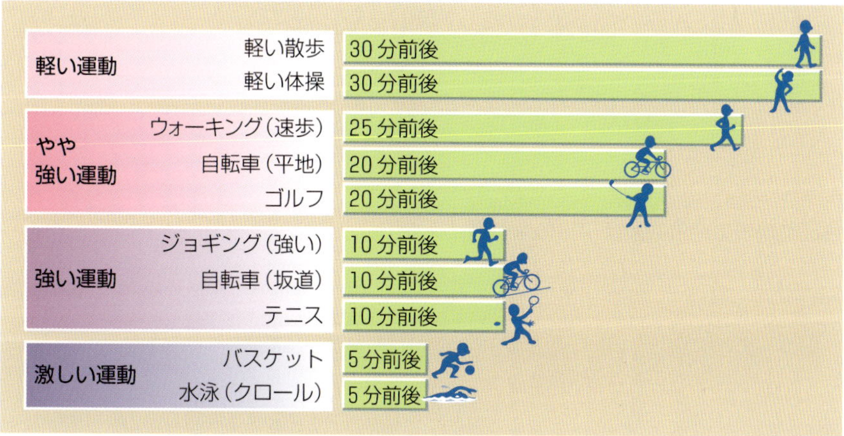

図4　100 kcal消費する運動と時間（体重60 kgの場合）

日本糖尿病学会編：糖尿病治療ガイド2008-2009（文光堂）p.43より引用

食事計画 献立例 1　　1,600 kcal

ダイエット甘味料を使えばメニューの幅も広がります

朝

献立	1人分材料・分量（目安量）	作り方
トースト（主食）	食パン 90 g マーガリン 8 g	
野菜ソテー（副菜）	キャベツ 30 g もやし 40 g にんじん 5 g ほうれんそう 30 g 油 2 g 塩 0.5 g こしょう（少々）	① ほうれんそうはさっとゆで，水に取り，3 cm位に切り，しぼる。 ② キャベツ，にんじんは短冊切り，もやしは長さ3 cm位に切る。 ③ フライパンを熱し油を入れ，火の通りにくいものから炒め，塩，こしょうで味を調える。
ミルクティー（飲み物）	牛乳 150 g 紅茶 50 g	
バナナ（デザート）	バナナ 50 g	

昼

献立	1人分材料・分量（目安量）	作り方
ごはん（主食）	ごはん 170 g	
豚肉とたまねぎのしょうが炒め（主菜）	豚肉（もも）60 g 油 3 g しょうが 1 g たまねぎ 60 g　みりん 2 g 長ねぎ 2 g　　塩 0.6 g 　　　　　　　しょうゆ 3 g	① しょうがはせん切りに，豚肉は一口大に切る。 ② たまねぎはくし形のスライスに切る。 ③ 中華鍋に油を引き，しょうがをさっと炒めた後豚肉を入れ炒め，一度取り出す。同じ鍋でたまねぎを炒める。 ④ たまねぎに火が通ったら豚肉を合わせ，小口切りにした長ねぎを入れ，調味料で味を調える。
冷やっこ（主菜）	絹ごし豆腐 100 g 花かつお 1 g	
マカロニサラダ（副菜）	マカロニ 15 g レタス 30 g　　しょうゆ 5 g きゅうり 30 g にんじん 5 g ノンオイルドレッシング 10 g	① マカロニは好みのかたさにゆでる。 ② レタスは手でちぎり水にさらし，きゅうりは輪切り，にんじんはせん切りにする。 ③ ①②をドレッシングで和える。好みで酢を加えてもよい。

献立例1の糖尿病食品交換表の単位数及び1日の栄養量

	表1	表2	表3	表4	表5	表6	調味料	嗜好品	合計	E(kcal)	P(g)	F(g)	食塩(g)
朝	3	0.5	0	1.3	1	0.4	0	0	6.2	482	15.8	18.5	1.9
昼	4.2	0	2.2	0	0.3	0.4	0.1	0	7.2	565	27.7	9.8	2.6
夕	3.2	0.5	1.6	0	0.2	0.4	0.3	0	6.2	566	25.3	9.3	4.0
合計	10.4	1	3.8	1.3	1.5	1.2	0.4	0	19.6	1,613	68.8	37.6	8.4

P：F：C
％　P 17.1　F 21.0　C 62.0

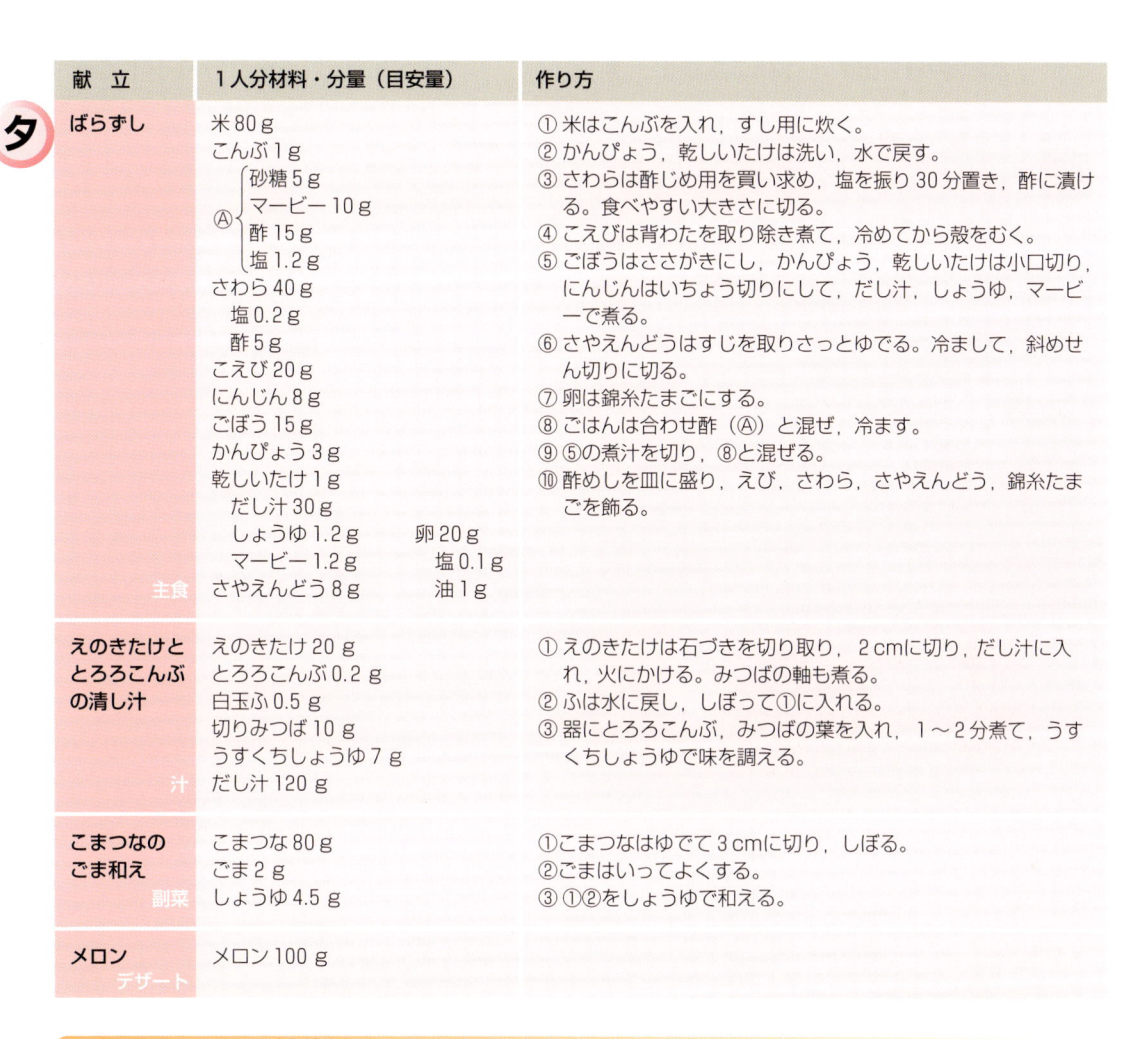

献立		1人分材料・分量（目安量）	作り方
夕	ばらずし 主食	米 80 g こんぶ 1 g Ⓐ｛砂糖 5 g 　マービー 10 g 　酢 15 g 　塩 1.2 g さわら 40 g 　塩 0.2 g 　酢 5 g こえび 20 g にんじん 8 g ごぼう 15 g かんぴょう 3 g 乾しいたけ 1 g 　だし汁 30 g 　しょうゆ 1.2 g　　卵 20 g 　マービー 1.2 g　　塩 0.1 g さやえんどう 8 g　　油 1 g	① 米はこんぶを入れ，すし用に炊く。 ② かんぴょう，乾しいたけは洗い，水で戻す。 ③ さわらは酢じめ用を買い求め，塩を振り30分置き，酢に漬ける。食べやすい大きさに切る。 ④ こえびは背わたを取り除き煮て，冷めてから殻をむく。 ⑤ ごぼうはささがきにし，かんぴょう，乾しいたけは小口切り，にんじんはいちょう切りにして，だし汁，しょうゆ，マービーで煮る。 ⑥ さやえんどうはすじを取りさっとゆでる。冷まして，斜めせん切りに切る。 ⑦ 卵は錦糸たまごにする。 ⑧ ごはんは合わせ酢（Ⓐ）と混ぜ，冷ます。 ⑨ ⑤の煮汁を切り，⑧と混ぜる。 ⑩ 酢めしを皿に盛り，えび，さわら，さやえんどう，錦糸たまごを飾る。
	えのきたけととろろこんぶの清し汁 汁	えのきたけ 20 g とろろこんぶ 0.2 g 白玉ふ 0.5 g 切りみつば 10 g うすくちしょうゆ 7 g だし汁 120 g	① えのきたけは石づきを切り取り，2 cmに切り，だし汁に入れ，火にかける。みつばの軸も煮る。 ② ふは水に戻し，しぼって①に入れる。 ③ 器にとろろこんぶ，みつばの葉を入れ，1～2分煮て，うすくちしょうゆで味を調える。
	こまつなのごま和え 副菜	こまつな 80 g ごま 2 g しょうゆ 4.5 g	① こまつなはゆでて3 cmに切り，しぼる。 ② ごまはいってよくする。 ③ ①②をしょうゆで和える。
	メロン デザート	メロン 100 g	

● 主なダイエット甘味料

商品名	原材料名	特徴・甘味度など	メーカー名
パルスイートカロリー0	エリスリトール アスパルテーム L-フェニルアラニン化合物 アセスルファムK	砂糖と同じ甘味でエネルギー0 kcal 顆粒と液状タイプあり 配合改訂により，加熱料理にも利用可能 （煮物，炒め物，お菓子づくりなど）	味の素
スリムアップシュガー	砂糖（グラニュー糖） アスパルテーム L-フェニルアラニン化合物	スティック1本（1.7 g）で約6.8 kcal，砂糖約5 gと同じ甘さ	味の素
シュガーカット	還元麦芽糖水飴 水溶性食物繊維 甘味料（サッカリンナトリウム）	液状 甘味は砂糖の2倍 100 gあたり140 kcal	浅田飴
ラカントS	羅漢果エキス エリスリトール	砂糖と同じ甘味でエネルギー0 kcal 顆粒・固形・液状タイプあり 加熱料理にも利用可能 黒砂糖に似た風味あり	サラヤ
マービー粉末	還元麦芽糖水飴	100 gあたり200 kcal 甘味度は砂糖の70％程度	H+Bライフサイエンス
マービー液状	還元麦芽糖水飴	100 gあたり165 kcal 甘味度は砂糖の70％程度	H+Bライフサイエンス

食事計画 | 献立例 1　　1,600 kcal

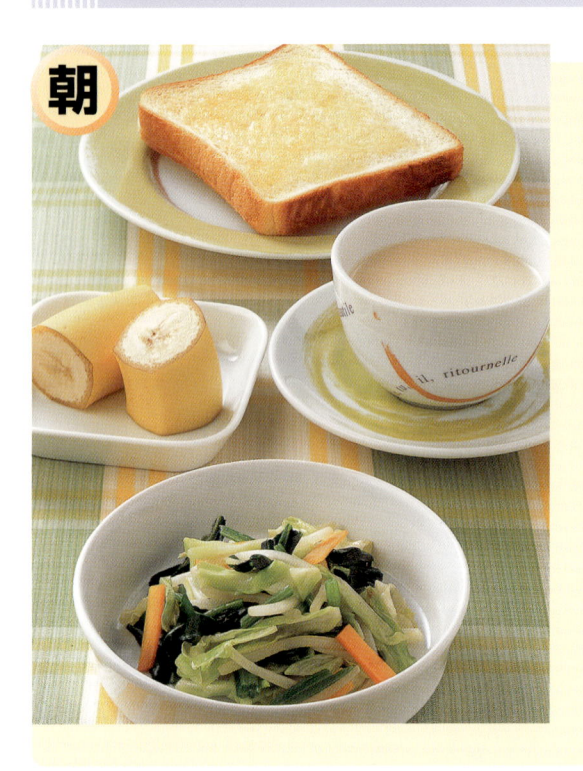

朝

●パン食の定番メニュー

- **主食**　トースト
- **副菜**　野菜ソテー
  variation 中華和え　*p.75*
- **飲み物**　ミルクティー
  variation 抹茶オレ　*p.81*
- **デザート**　バナナ
  variation パイナップル

	E(kcal)	P(g)	F(g)	食塩(g)
トースト	298	8.4	10.5	1.3
野菜ソテー	40	1.9	2.2	0.5
ミルクティー	101	5.0	5.7	0.2
バナナ	43	0.6	0.1	0.0

昼

●野菜を使ってボリュームアップ

- **主食**　ごはん
- **主菜**　豚肉とたまねぎのしょうが炒め
  variation いわしのにら玉焼き　*p.71*
- **主菜**　冷やっこ
  variation たこのわさび和え　*p.80*
- **副菜**　マカロニサラダ
  variation うに和え　*p.75*

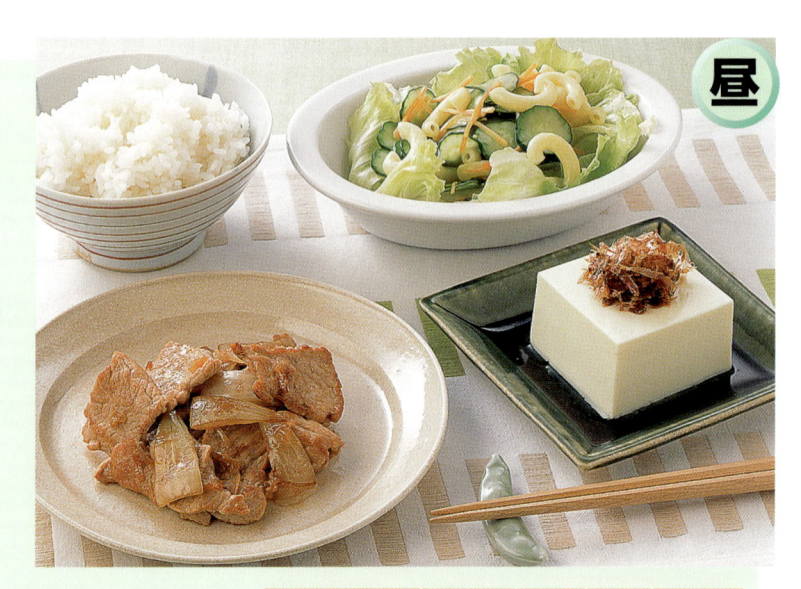

	E(kcal)	P(g)	F(g)	食塩(g)
ごはん	286	4.3	0.5	0.0
豚肉とたまねぎのしょうが炒め	142	14.6	5.8	1.1
冷やっこ	63	6.1	3.0	0.7
マカロニサラダ	75	2.8	0.4	0.7

40　糖尿病

| 糖尿病 |

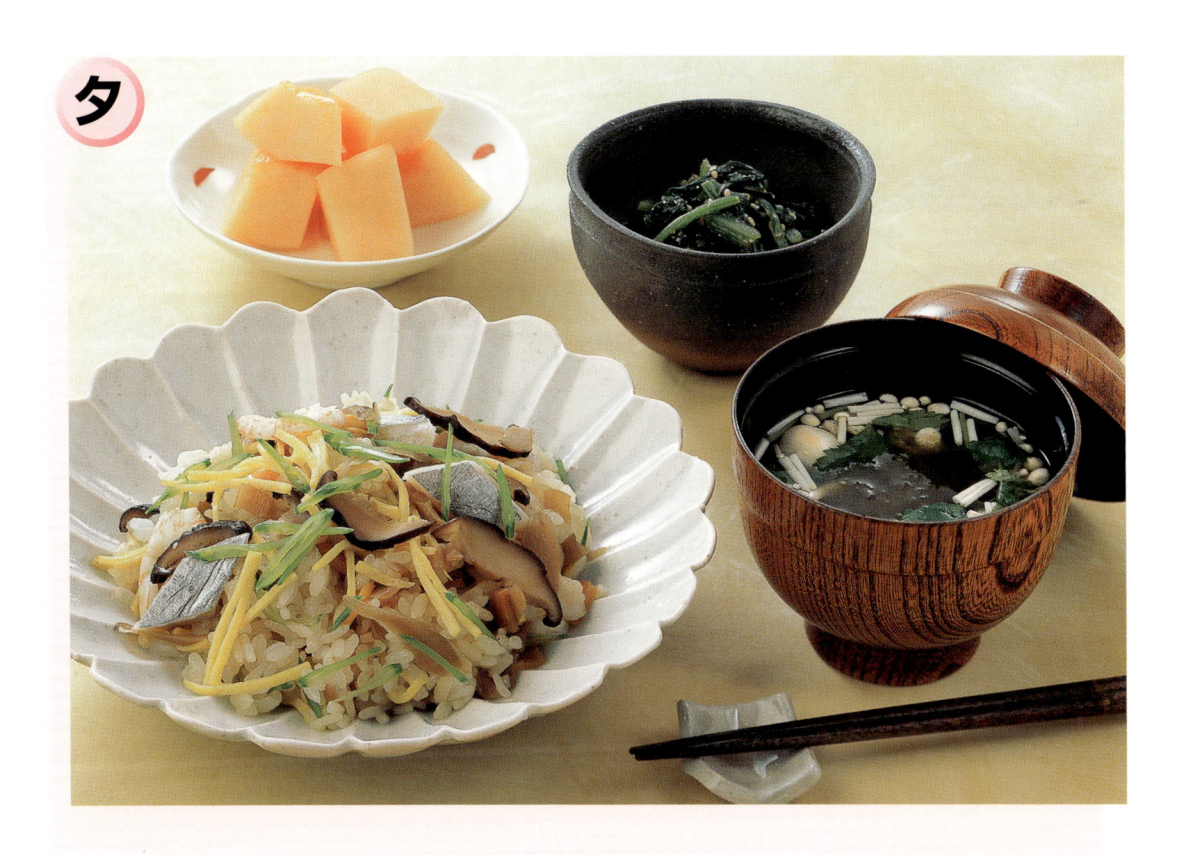

● 低エネルギー甘味料を上手に使っておいしく

	E(kcal)	P(g)	F(g)	食塩(g)
ばらずし	483	20.4	7.9	2.0
えのきととろろこんぶの清し汁	16	1.8	0.2	1.3
こまつなのごま和え	26	1.9	1.2	0.7
メロン	42	1.1	0.1	0.0

主食 ばらずし
variation 三色丼 *p.66*

汁 えのきたけととろろこんぶの清し汁
variation しらうおの清し汁 *p.68*

副菜 こまつなのごま和え
variation なすのごまみそ和え *p.76*

デザート メロン
variation プリン *p.82*

● 地域で異なる合わせ酢の作り方

関東風は一般に砂糖を入れないかごく少量入れます。
関西風は時間をおいて食べる場合が多く，ごはんがパサパサにならないために砂糖を多めに入れます。

関東風	米5カップ	酢1/2カップ	塩小さじ1，1/2	
関西風	米5カップ	酢1/2カップ強	砂糖大さじ3	塩小さじ2
（岡山版）	米5カップ	酢1/2カップ強	砂糖大さじ8〜10	塩小さじ2

食事計画｜献立例 2　　1,600 kcal

弁当を作る忙しい人の献立

朝

献立	1人分材料・分量（目安量）	作り方
ピザトースト（主食）	フランスパン 90 g チーズ 20 g たまねぎ 15 g ケチャップ 10 g	① フランスパンは 1.5 cm 程度の厚さの斜め切りにする。 ② ①にうす切りにしたたまねぎ，チーズをのせオーブントースターで焼く。 ③ ②を皿に盛り，ケチャップをかける。
野菜のスープ煮（汁）	ゆでだいず 15 g じゃがいも 30 g はくさい 30 g かぶ 30 g にんじん 10 g 生しいたけ 20 g 固形コンソメ 1 g 塩 0.7 g こしょう（少々） 水 75 g	① じゃがいも，はくさい，かぶ，にんじん，しいたけは一口大に切っておく。 ② 鍋に①とゆでだいずを入れ，水を加え固形コンソメを入れ，コトコト煮る。 ③ 材料が軟らかくなったら塩，こしょうで味をつける。
レモンティー（飲み物）	紅茶 150 g レモン 3 g	

昼

献立	1人分材料・分量（目安量）	作り方
ごはん（主食）	ごはん 170 g 黒ごま 1 g	① ごはんに黒ごまを振る。 ② 鶏肉は調味液に漬け，フライパンで焼く。 ③ ゆでたまごは縦半分に切っておく。 ④ 切干しだいこん，刻み昆布は洗って水で戻し，せん切りしたにんじんとともに煮る。 ⑤ キャベツ，ピーマンはせん切りにし，炒めてカレー粉で味をつける。 ⑥ ブロッコリーは小房に切り，ゆでる。 ⑦ ごはんを冷まし，弁当箱に詰め，副菜も彩りよく盛り付ける。 ⑧ りんごを添える。
あじの塩焼き（主菜）	あじ 40 g 塩 0.4 g	① あじは塩をして焼く。
鶏肉のきじ焼き（主菜）	鶏肉（むね）40 g しょうゆ 3 g みりん 1 g 粉さんしょう 0.1 g 油 2 g	
ゆでたまご（主菜）	卵 25 g	
切干しだいこん（副菜）	切干しだいこん 2 g 刻み昆布 1 g にんじん 5 g 砂糖 2 g しょうゆ 3 g	
キャベツのカレー風味ソテー（副菜）	キャベツ 30 g ピーマン 10 g カレー粉（少々） 塩 0.2 g 油 1 g	
ブロッコリーミニトマト（副菜）	ブロッコリー 30 g ミニトマト 20 g マヨネーズ 5 g	
りんご（デザート）	りんご 75 g	

献立	1人分材料・分量（目安量）	作り方
夕 ごはん **主食**	ごはん 170 g	
八宝菜 **主菜**	豚肉（もも）40 g いか 30 g きくらげ 1 g チンゲンサイ 40 g にんじん 15 g たけのこ 15 g はくさい 40 g キャベツ 30 g ピーマン 15 g にんにく 1 g 油 5 g 中華だし 60 g 塩 0.7 g うすくちしょうゆ 3.5 g みりん 1.5 g こしょう（少々） かたくり粉 2 g 水 5 g	① 豚肉は一口大に切り，いかは表側に切り目を入れる。 ② きくらげは水で戻し，一口大に切る。チンゲンサイはさっとゆで 3 cm に切り，軽くしぼる。 ③ にんじんは短冊，たけのこは乱切りに，はくさい，キャベツ，ピーマンはそぎ切りにする。 ④ 中華なべに油を熱し，にんにくの粗切りを炒め，豚肉，いかを炒め，火の通りにくい野菜から順に炒め，中華だしで煮る。 ⑤ 材料が軟らかくなったら，調味料で味をつけ，水溶きかたくり粉でとろみをつける。
ふろふき だいこん **副菜**	だいこん 60 g こんぶ 5 g みそ 6 g みりん 2 g 水 10 g	① だいこんは 2 cm の輪切りにし，面取りをする。鍋にこんぶを敷きゆっくり煮る。 ② みそとみりんと水を別の小鍋に入れ，火にかけて混ぜる。 ③ 器にだいこんを盛り，みそをかける。
ナムル **副菜**	もやし 40 g にら 20 g ごま油 0.5 g しょうゆ 4 g	① にらは 3 cm に切り，もやしはひげ根を取り除き，ゆでてしぼる。 ② しょうゆ，ごま油で味をつける。
フルーツ ヨーグルト **デザート**	キウイ 40 g バナナ 30 g ヨーグルト 80 g	

献立例2の糖尿病食品交換表の単位数及び1日の栄養量

	表1	表2	表3	表4	表5	表6	調味料	嗜好品	合計	E(kcal)	P(g)	F(g)	食塩(g)
朝	3.3	0	1.4	0	0	0.3	0.2	0	5.2	409	17.5	8.0	3.5
昼	3.4	0.5	1.7	0	0.6	0.3	0.2	0	6.7	572	27.6	12.7	2.0
夕	3.5	0.6	1	0.7	0.6	0.9	0.2	0	7.5	619	25.9	13.5	3.4
合計	10.2	1.1	4.1	0.7	1.2	1.5	0.6	0	19.4	1,601	71.1	34.2	8.8

P：F：C
% P 17.8 F 19.2 C 63.0

食事計画 | 献立例 2　　　1,600 kcal

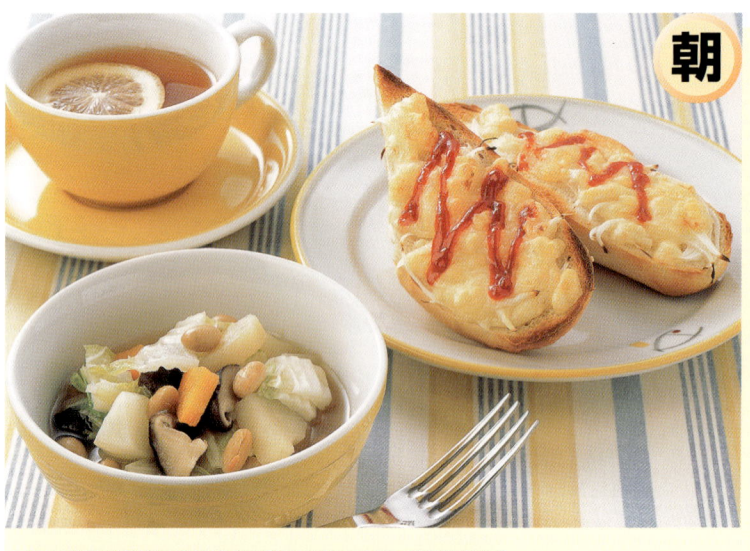

朝

●スープ煮はまとめて作って何度も利用

- 主食　ピザトースト
  - *variation* サンドウィッチ
- 汁　野菜のスープ煮
  - *variation* ミネストローネ *p.69*
- 飲み物　レモンティー
  - *variation* コーヒーゼリー *p.81*

	E(kcal)	P(g)	F(g)	食塩(g)
ピザトースト	336	13.3	6.4	2.3
野菜のスープ煮	71	4.1	1.6	1.1
レモンティー	2	0.2	0.0	0.0

昼

●弁当の下ごしらえは前日に

- 主食　ごはん
- 主菜　あじの塩焼き
  - *variation* いわし団子 *p.73*
- 主菜　鶏肉のきじ焼き
  - *variation* 牛肉のロール巻き *p.72*
- 主菜　ゆでたまご
  - *variation* たまご焼き
- 副菜　切干しだいこん
  - *variation* キャベツのみそマヨ和え *p.76*
- 副菜　キャベツのカレー風味ソテー
  - *variation* もやしとわかめのごま和え *p.79*
- 副菜　ブロッコリー・ミニトマト
- デザート　りんご
  - *variation* オレンジ

	E(kcal)	P(g)	F(g)	食塩(g)
ごはん	292	4.5	1.1	0.0
あじの塩焼き	48	8.3	1.4	0.5
鶏肉のきじ焼き	66	9.2	2.6	0.5
ゆでたまご	38	3.1	2.6	0.1
切干しだいこん	18	0.4	0.0	0.6
カレー風味ソテー	18	0.5	1.1	0.2
ブロッコリー・ミニトマト	51	1.6	3.9	0.1
りんご	41	0.2	0.1	0.0

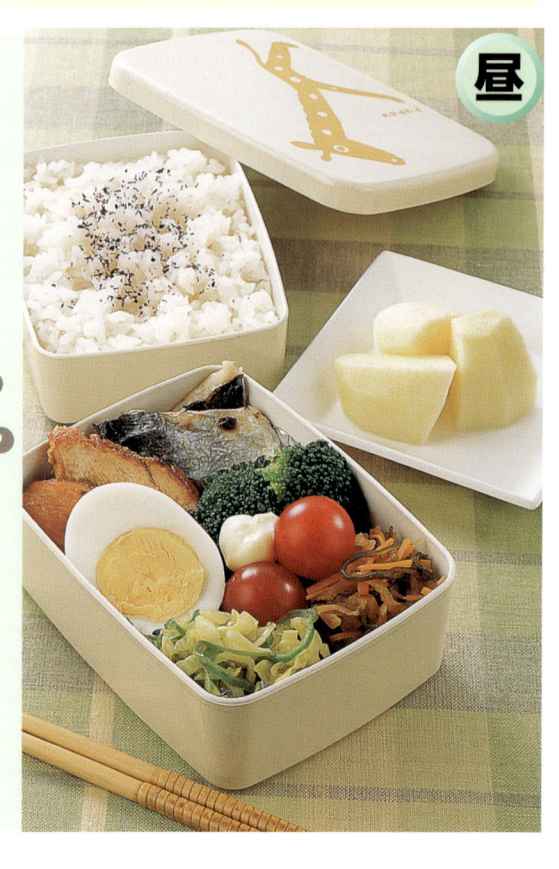

44　糖尿病

	糖尿病

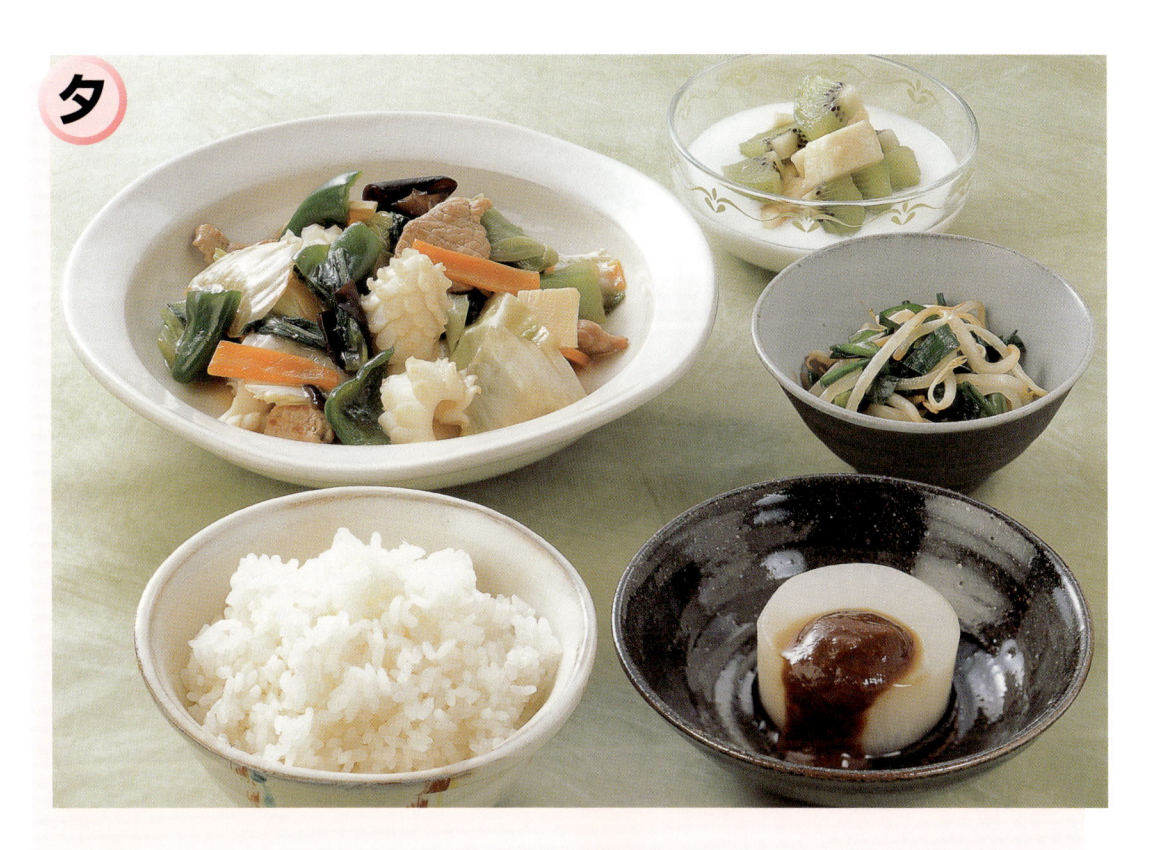

夕

● 野菜たっぷりメニューでボリュームを出します

主食	ごはん
主菜	八宝菜 *variation* 巣ごもりたまご　p.73
副菜	ふろふきだいこん *variation* かぶのスープ煮　p.76
副菜	ナムル *variation* 糸こんにゃくのたらこ和え　p.77
デザート	フルーツヨーグルト *variation* オレンジムース　p.81

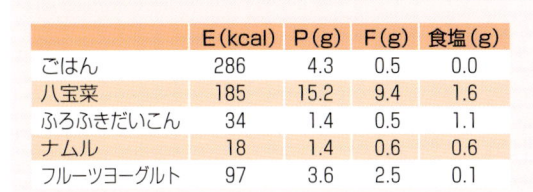

	E(kcal)	P(g)	F(g)	食塩(g)
ごはん	286	4.3	0.5	0.0
八宝菜	185	15.2	9.4	1.6
ふろふきだいこん	34	1.4	0.5	1.1
ナムル	18	1.4	0.6	0.6
フルーツヨーグルト	97	3.6	2.5	0.1

● 弁当作りのポイント

①肉や魚, 卵（表3）は1.5単位を目安にします。

②常備菜を2～3品準備します。酢の物は塩分も少なくてすみます。

③野菜・海藻・きのこ・こんにゃく・果物（0.3～0.5単位）でボリュームを出します。

食事計画献立例2　45

食事計画 献立例 3　　1,600 kcal

秋の味覚を楽しむメニュー

朝

献立	1人分材料・分量（目安量）	作り方
ごはん（主食）	ごはん 170 g	
豆腐とたまねぎのみそ汁（汁）	木綿豆腐 40 g たまねぎ 30 g カットわかめ 1 g 長ねぎ 5 g みそ 12 g だし汁 150 g	①たまねぎは縦4つに切り1cmのスライスに切る。 ②だし汁にたまねぎを入れ煮る。次に豆腐をさいの目に切り入れ、カットわかめを加える。 ③みそを溶き、小口切りの長ねぎを入れひと煮立ちして火を止める。
ぜんまいの煮物（副菜）	ぜんまい 40 g にんじん 10 g 油揚げ 5 g 油 1 g みりん 1.5 g しょうゆ 5 g だし汁 30 g	①ぜんまいは水に戻し3cm位の長さに切り、油揚げ、にんじんはせん切りにしておく。 ②鍋に油を入れ、ぜんまい、油揚げ、にんじんを加え炒め、だし汁で煮る。 ③ぜんまいに火が通ったら調味料を加え弱火で煮含める。
キャベツの即席漬け（副菜）	キャベツ 40 g 塩 0.2 g 青じそ 1 g うすくちしょうゆ 1 g	①キャベツは短冊切りにし、塩でもんでおく。 ②青じその葉はせん切りにする。 ③①を軽く水で洗いしぼり②と合わせ、うすくちしょうゆで和える。
味付けのり（副菜）	味付けのり 2 g	
かき（デザート）	かき 100 g	

昼

献立	1人分材料・分量（目安量）	作り方
鶏五目ごはん（主食）	米 80 g 鶏肉（もも）20 g にんじん 8 g 乾しいたけ 1 g（中1枚） ごぼう 15 g ひじき 1 g グリンピース 5 g 酒 5 g うすくちしょうゆ 5 g だし汁 100 g	①ひじき、乾しいたけは洗って水に戻しておく。 ②にんじんはいちょう切り、鶏肉は1cm角のうす切り、ごぼうはささがき、しいたけは薄切りにしておく。 ③グリンピースはさっとゆでる。 ④米を洗い、調味料と肉、野菜を炊飯器に仕掛ける。規定の水の分量までだし汁を加える。 ⑤30分以上浸積後炊飯器のスイッチを入れる。 ⑥炊き上ったごはんは軽く混ぜ、器に盛りグリンピースを飾る。
だし巻きたまご（主菜）	卵 50 g だし汁 8 g しょうゆ 2 g 油 5 g	④だし汁は冷ましておく。 ⑤卵をボウルに割り、分量のだし汁と調味料を加え、よくほぐす。 ⑥フライパンを熱し、油を引いて、だし巻きたまごを焼く。巻き終わったら巻きすで形を整え、切り分けて器に盛る。
ほうれんそうのお浸し（副菜）	ほうれんそう 60 g だし汁 15 g しょうゆ 4 g 花かつお 1 g	①ほうれんそうはゆでて、水にさらし、しぼって3～5cmに切る。 ②だし汁と調味料を合わせて、器に並べた①を浸してしばらく置く。器に盛って花かつおを飾る。

46　糖尿病

紅白なます 副菜	だいこん 40 g にんじん 5 g ごま 1 g 酢 5 g うすくちしょうゆ 1 g 塩 0.3 g 砂糖 1 g		① だいこん，にんじんはせん切りにして分量外の塩を振っておく。 ② 調味料を合わせて，合わせ酢を作る。 ③ ①をさっと水洗いしよくしぼって合わせ酢と混ぜ合わせる。 ④ 器に盛ってごまを振る。
ヨーグルト デザート	ヨーグルト 120 g		

献 立	1人分材料・分量（目安量）		作り方
夕 ごはん 主食	ごはん 170 g		
さんまの 塩焼き 主菜	さんま 45 g 　塩 0.5 g だいこん 40 g しょうゆ 4 g すだち 5 g（1/4個）		① 生さんまは胴を 1/2 に切り，好みで内臓を出す。 ② 焼く 30 分前に塩をして裏になるほうから焼く。 ③ ②を器に盛り，だいこんおろしとすだちを添える。
豚肉と野菜の みそ煮 副菜	豚肉（ロース）15 g だいこん 30 g にんじん 20 g 生しいたけ 15 g こんにゃく 30 g さつまいも 30 g 長ねぎ 10 g	だし汁 50 g みそ 10 g 砂糖 3 g	① さつまいも，豚肉は 2 cm 角程度に切る。こんにゃくは乱切り，だいこん，にんじんは厚めのいちょう切り，しいたけは薄切り。 ② だし汁を煮立たせ，豚肉，続いて野菜を入れて煮る。 ③ みそと砂糖を入れ，野菜に火が通ったらさつまいもを加え，いもに火が通ったら小口切りした長ねぎを入れひと煮立ちする。
きのこの ソテー 副菜	エリンギ 30 g えのきたけ 20 g しめじ 30 g ピーマン 15 g 油 2 g うすくちしょうゆ 1.5 g 塩 0.5 g こしょう（少々）		① エリンギはスライス，ピーマンはせん切りにする。えのきたけ，しめじはそれぞれ石づきを取り適当な大きさに分ける。 ② 中華鍋を熱し油を入れ，火の通りにくい野菜から強火で炒める。 ③ 調味料で味を調える。
梨 デザート	なし 60 g		

献立例 3 の糖尿病食品交換表の単位数及び 1 日の栄養量

	表1	表2	表3	表4	表5	表6	調味料	嗜好品	合計	E(kcal)	P(g)	F(g)	食塩(g)
朝	3.4	0.7	0.7	0	0.1	0.4	0.3	0	5.6	482	13.7	6.2	3.1
昼	3.2	0	1.4	1	0.6	0.5	0.1	0	6.8	578	25.2	15.9	2.6
夕	3.9	0.3	1.9	0	0.2	0.4	0.5	0	7.2	623	21.6	16.6	3.3
合計	10.5	1	4	1	0.9	1.3	0.9	0	19.6	1,683	60.5	38.8	8.9

P : F : C
% P 14.4　F 20.7　C 64.9

食事計画 献立例 3

1,600 kcal

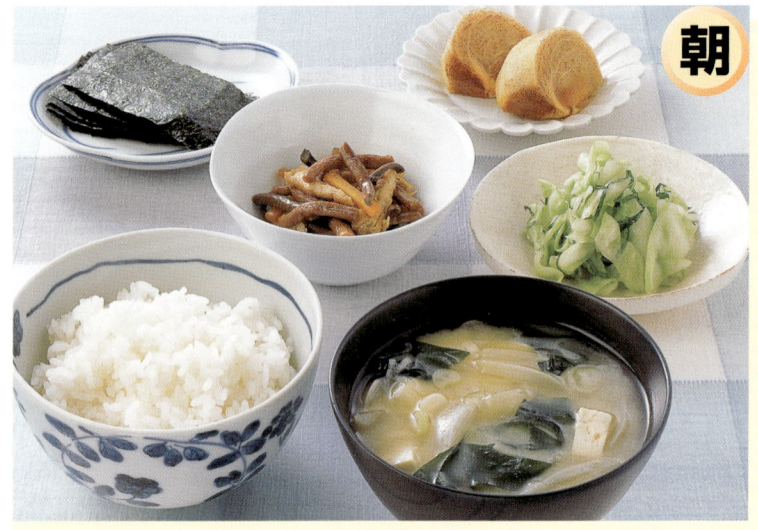

朝

●和食は健康食の定番

主食	ごはん
汁	豆腐とたまねぎのみそ汁 *variation* 納豆汁 *p.68*
副菜	ぜんまいの煮物 *variation* ひじきの炒め煮 *p.135*
副菜	キャベツの即席漬け *variation* 切干しだいこんの酢の物 *p.77*
副菜	味付けのり
デザート	かき

	E(kcal)	P(g)	F(g)	食塩(g)
ごはん	286	4.3	0.5	0.0
豆腐とたまねぎのみそ汁	70	5.4	2.6	1.9
ぜんまいの煮物	52	2.2	2.7	0.8
キャベツの即席漬け	10	0.6	0.1	0.4
味付けのり	4	0.8	0.1	0.1
かき	60	0.4	0.2	0.0

昼

●お弁当に詰めてもOK

主食	鶏五目ごはん *variation* けんちんうどん *p.67*
主菜	だし巻きたまご *variation* さばのみぞれ煮 *p.71*
副菜	ほうれんそうのお浸し *variation* 菜の花のからし和え
副菜	紅白なます *variation* ところてんの酢の物 *p.78*
デザート	ヨーグルト *variation* 杏仁豆腐 *p.82*

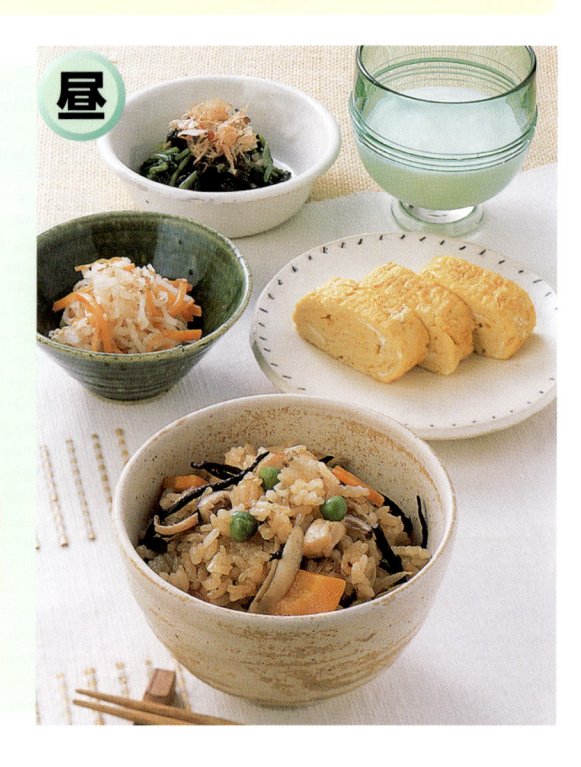

	E(kcal)	P(g)	F(g)	食塩(g)
鶏五目ごはん	342	11.6	1.2	0.8
だし巻きたまご	123	6.3	10.2	0.5
ほうれんそうのお浸し	19	2.5	0.3	0.6
紅白なます	20	0.5	0.6	0.5
ヨーグルト	74	4.3	3.6	0.1

| 糖尿病 |

夕

- 旬の食材を用いて薄味でおいしくいただきましょう
- EPA，DHAをたっぷりと

主食	ごはん
主菜	さんまの塩焼き *variation* 豚もろみ焼き　*p.72*
副菜	豚肉と野菜のみそ煮 *variation* ピーマンのみそ炒め　*p.78*
副菜	きのこのソテー *variation* きのこのおろし和え　*p.77*
デザート	梨 *variation* 洋なしのシャーベット　*p.82*

	E(kcal)	P(g)	F(g)	食塩(g)
ごはん	286	4.3	0.5	0.0
さんまの塩焼き	151	8.8	11.1	1.2
豚肉と野菜のみそ煮	122	5.9	2.6	1.3
きのこのソテー	38	2.5	2.2	0.7
梨	26	0.2	0.1	0.0

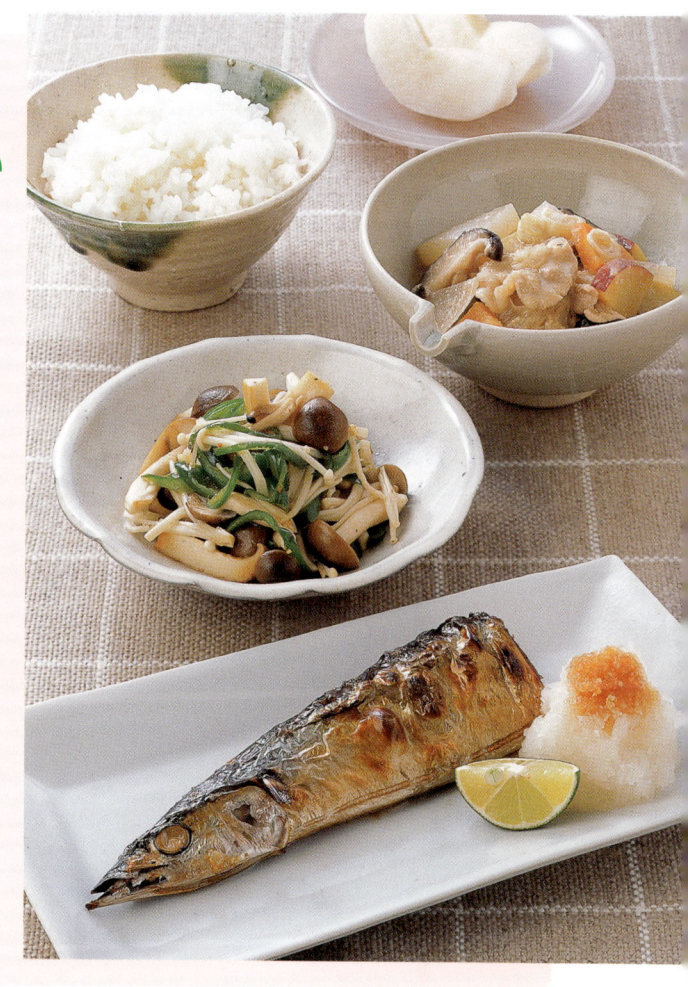

● EPA・DHA … 魚油に多く含まれる多価不飽和脂肪酸

EPA：エイコサペンタエン酸…血栓の予防作用があり，血中の中性脂肪やLDL-コレステロール（悪玉コレステロール）を減らし，HDL-コレステロール（善玉コレステロール）を増やす働きがあります。
（IPA：イコサペンタエン酸ともいう）

- 多く含む食品（はまち，さんま，まいわし，うなぎ，さば など）

DHA：ドコサヘキサエン酸…EPAと同様，悪玉コレステロールを減らし善玉コレステロールを増やす働きがあります。アルツハイマーの改善に効果があると言われています。

- 多く含む食品（さんま，まぐろ（とろ），ぶり，うなぎ，さば など）

食事計画献立例3

食事計画 | 献立例 4 1,600 kcal

「今日の夕食はてんぷら」の日のメニュー

朝

献立	1人分材料・分量（目安量）	作り方
ごはん *主食*	ごはん 170 g	
なすともやしのみそ汁 *汁*	なす 20 g にんじん 8 g もやし 25 g カットわかめ 1 g みそ 12 g だし汁 150 g	① なすは縦半分に切り，小口切りにして水であくを抜き，にんじんはせん切り，もやしは2cmに切る。 ② だし汁に①を入れ煮，カットわかめを加え野菜が煮えたらだし汁にみそを溶き入れる。
にら納豆 *主菜*	納豆 40 g（1パック） にら 25 g しょうゆ 5 g	① にらは2cmに切りゆでてしぼり，納豆と混ぜ，しょうゆで味を調える。
ピーマンの焼き浸し *副菜*	ピーマン 50 g 花かつお 1 g しょうゆ 4 g だし汁 20 g	① ピーマンは縦4つ割に切り，種を除き，網で焼く。 ② 花かつおをのせ，だしとしょうゆをかける。
バナナ *デザート*	バナナ 50 g	

昼

献立	1人分材料・分量（目安量）	作り方
ごはん *主食*	ごはん 170 g	
鶏肉のおろし煮 *主菜*	鶏肉（もも）60 g 長ねぎ 50 g だいこん 40 g しょうゆ 7 g みりん 3 g だし汁 50 g	① 鶏肉は一口大に切り，長ねぎは3cmに切る。 ② だいこんはおろす。 ③ 鍋にだし汁と調味料を入れ，煮立て，鶏肉を入れて煮る。次に長ねぎを加えて煮て，②を入れさっと煮る。
みずなのサラダ *副菜*	みずな 30 g トマト 20 g スイートコーン缶詰 （ホールコーン）10 g ノンオイルドレッシング 15 g	① みずなは3cmに切り，トマトは角切りにする。 ② ①とスイートコーンを器に盛り付けてドレッシングをかける。
もずく酢 *副菜*	もずく 50 g きゅうり 10 g しょうが 1 g 酢 8 g うすくちしょうゆ 3.5 g	① もずくは洗って3cm位の長さに切る。きゅうりはせん切りに，しょうがは針しょうがにしておく。 ② ①ときゅうりを混ぜ合わせ，器に盛り，針しょうがを天盛にする。

糖尿病

糖尿病

夕

献立	1人分材料・分量（目安量）	作り方
ごはん 主食	ごはん 170 g	
たちうおの塩焼き 主菜	たちうお 40 g 塩 0.8 g	① たちうおに塩を振り焼く。
てんぷら 主菜	えび 20 g ししとうがらし 20 g 生しいたけ 15 g さつまいも 20 g 小麦粉 8 g 卵 5 g 油 10 g 塩 0.8 g レモン 1 g	① えびは尾を残して殻をむき，背わたを取り，腹側に切り込みを入れておく。ししとうがらしは竹串で穴を開ける。さつまいもは5mmの輪切りにする。しいたけは石づきを落とし，水分を拭く。 ② 小麦粉を冷水で溶き180度に熱した油でからりと揚げる。 ③ ②を器に盛り付け半型に切ったレモンを添える。
さんとうさいのお浸し 副菜	さんとうさい 60 g 花かつお 0.5 g だし汁 10 g しょうゆ 3 g	① さんとうさいはゆでて水に取り，食べやすい大きさに切る。 ② だしとしょうゆを合わせ①にかけて，花かつおを天盛りにする。
すいか デザート	すいか 100 g	

間食

献立	1人分材料・分量（目安量）	作り方
ミルクティー 飲み物	牛乳 100 g 紅茶 100 g	

● 揚物の吸油率

素揚げ	ししとう じゃがいも（薄切り）	10% 15%	かき揚げ	にんじんとごぼう	66%
唐揚げ	かれい 豆腐（揚げ出し豆腐）	7% 6%		あじフライ	20%
				とんかつ	21%
てんぷら	ししとう きす	18% 17%		コロッケ	16%

献立例4の糖尿病食品交換表の単位表及び1日の栄養量

	表1	表2	表3	表4	表5	表6	調味料	嗜好品	合計	E(kcal)	P(g)	F(g)	食塩(g)
朝	3.4	0.5	1.1	0	0	0.4	0.3	0	5.7	475	17.0	5.8	3.2
昼	3.5	0	1.5	0	0	0.5	0.1	0	5.6	479	17.3	9.2	3.0
夕	4.1	0.5	1.6	0	1	0.3	0	0	7.5	622	18.7	20.0	2.2
間食	0	0	0	0.8	0	0	0	0	0.8	68	3.4	3.8	0.1
合計	11	1	4.2	0.8	1	1.2	0.4	0	19.6	1,645	56.4	38.8	8.5

P：F：C
% P 13.7　F 21.2　C 65.1

食事計画 | 献立例 4 | 1,600 kcal

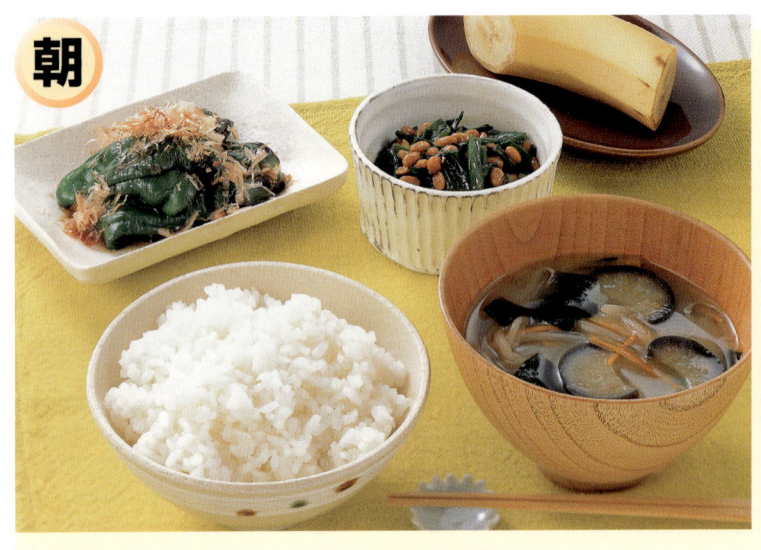

朝

● 具だくさんのみそ汁とおかずも豊富に

主食	ごはん	
汁	なすともやしのみそ汁	*variation* かす汁 p.68
主菜	にら納豆	*variation* いり豆腐 p.78
副菜	ピーマンの焼き浸し	*variation* きのこのおろし和え p.77
デザート	バナナ	*variation* メロン

	E(kcal)	P(g)	F(g)	食塩(g)
ごはん	286	4.3	0.5	0.0
なすともやしのみそ汁	40	3.2	0.9	1.9
にら納豆	89	7.4	4.1	0.7
ピーマンの焼き浸し	18	1.6	0.2	0.6
バナナ	43	0.6	0.1	0.0

昼

● 昼ごはんはサッパリと

主食	ごはん	
主菜	鶏肉のおろし煮	*variation* いわしのソース煮 p.71
副菜	みずなのサラダ	*variation* もやしとわかめのごま和え p.79
副菜	もずく酢	*variation* 糸こんにゃくのたらこ和え p.77

	E(kcal)	P(g)	F(g)	食塩(g)
ごはん	286	4.3	0.5	0.0
鶏肉のおろし煮	154	10.9	8.5	1.1
みずなのサラダ	32	1.7	0.1	1.2
もずく酢	8	0.4	0.1	0.7

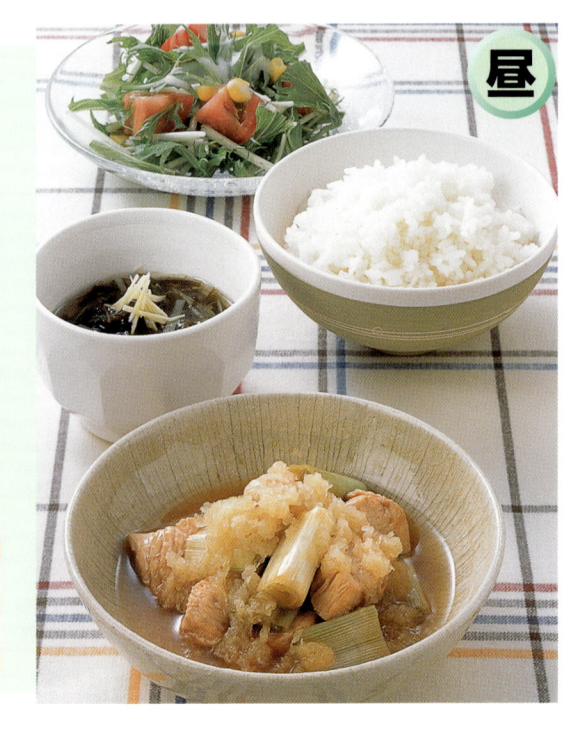

52　糖尿病

糖尿病

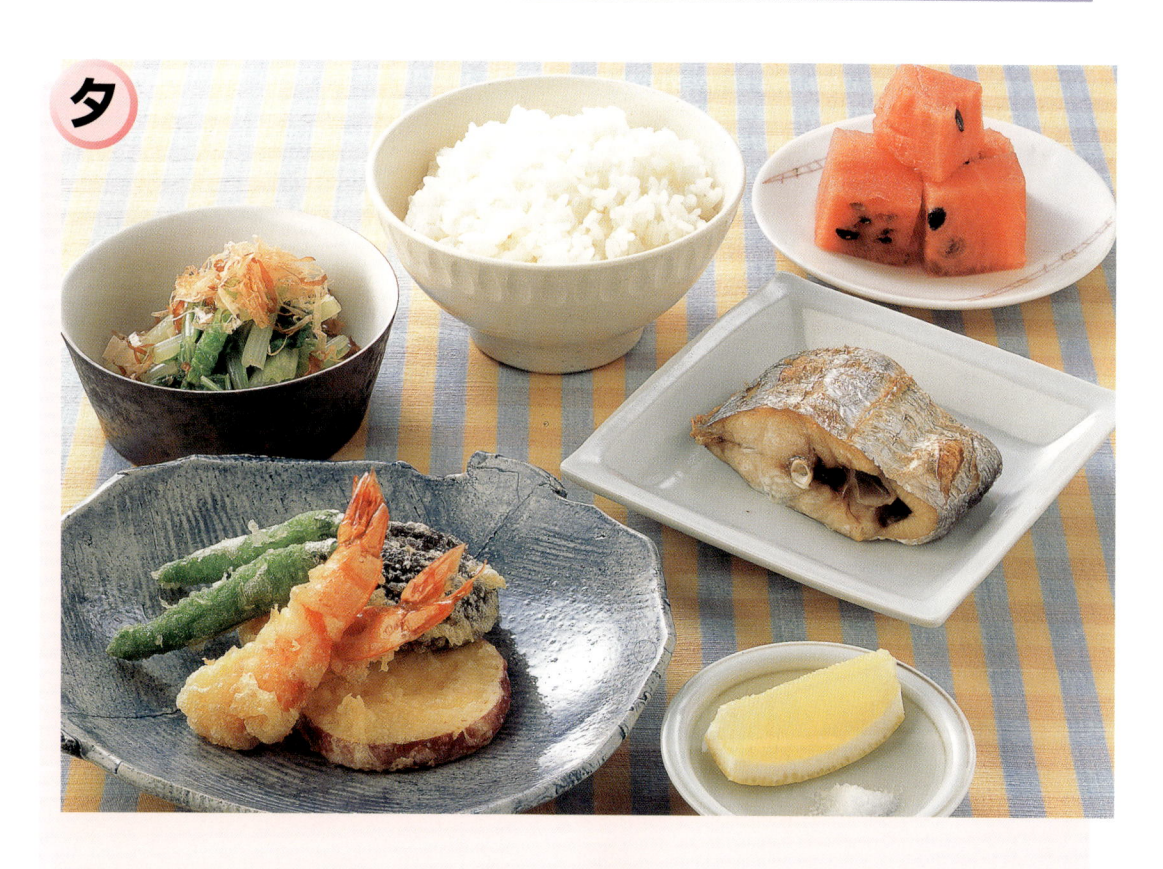

夕

● 夕食をてんぷらにするときは，朝・昼は油料理を控えます

主食	ごはん
主菜	たちうおの塩焼き *variation* 湯豆腐　p.70
主菜	てんぷら *variation* いわし団子　p.73
副菜	さんとうさいのお浸し
デザート	すいか *variation* ワインゼリー　p.81

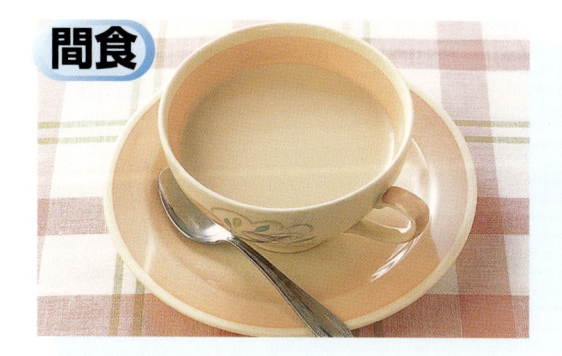

	E(kcal)	P(g)	F(g)	食塩(g)
ごはん	286	4.3	0.5	0.0
たちうおの塩焼き	106	6.6	8.4	0.9
てんぷら	181	6.0	10.9	0.9
さんとうさいのお浸し	13	1.3	0.1	0.5
すいか	37	0.6	0.1	0.0

間食

| 間食 | ミルクティー |

	E(kcal)	P(g)	F(g)	食塩(g)
ミルクティー	68	3.4	3.8	0.1

食事計画献立例4

食事計画 献立例 5　1,600 kcal

夕食にボリュームを持たせたいときは鍋料理を

朝

献立	1人分材料・分量（目安量）	作り方
トースト（主食）	食パン 90 g マービージャム 13 g	
ほうれんそうのソテー（副菜）	ほうれんそう 50 g ウインナーソーセージ 20 g 塩 0.3 g こしょう（少々） 油 2 g	① ほうれんそうはさっとゆでて水にさらし，3 cm程度に切り，しぼっておく。ウインナーソーセージは縦半分に切り，斜めに切っておく。 ② フライパンを熱し，油で①を炒め，塩，こしょうで味をつける。
はくさいサラダ（副菜）	はくさい 60 g にんじん 15 g 塩 0.3 g 干しぶどう 5 g 酢 8 g 砂糖 1 g レモン汁 1 g	① はくさいは芯と葉の部分に分け，2 cm程度の角切り，にんじんはせん切りにする。はくさいを芯からゆでてしぼり，干しぶどうは湯で戻す。にんじんは塩でしんなりさせておく。 ② 調味料を合わせて①を和える。
牛乳（飲み物）	牛乳 150 g	

昼

献立	1人分材料・分量（目安量）	作り方
ソースやきそば（主食）	中華めん 180 g 豚肉（もも）60 g にんにく 5 g 塩 0.1 g こしょう（少々） 油 8 g にんじん 10 g たまねぎ 20 g キャベツ 30 g もやし 25 g 長ねぎ 10 g ウスターソース 10 g しょうゆ 5 g あおのり粉 1 g 紅しょうが 5 g	① にんにくはみじん切り，豚肉は一口大に切る。 ② にんじんはせん切り，たまねぎ，キャベツは1 cm程度のざく切り，もやしは洗って包丁を入れる。 ③ 中華鍋に油を熱し，にんにくを入れ，続いて豚肉を炒め，塩，こしょうをし，にんじん，たまねぎ，キャベツ，もやしの順に入れ炒める。 ④ 中華めんは湯をかけてほぐしておいてから，具と別に炒める。 ⑤ ③④をざっくり混ぜ，ソースで味を調え，小口切りにした長ねぎを加え混ぜる。 ⑥ 器に盛り紅しょうが，あおのり粉を振る。
きのことわかめのスープ（汁）	生しいたけ 10 g えのきたけ 20 g カットわかめ 1 g 長ねぎ 5 g 固形コンソメ 1 g 塩 0.3 g こしょう（少々） 水 150 g	① しいたけは石づきを落としせん切りに，えのきたけも石づきを落として，洗い，半分に切る。 ② 分量の水に①を入れ火にかけ，固形コンソメを加える。 ③ きのこが煮えたら，カットわかめを加え，塩とこしょうで味を調える。青味に長ねぎを散らす。
キウイ（デザート）	キウイ 80 g	

献立	1人分材料・分量（目安量）	作り方
夕 ごはん 主食	ごはん 170 g	
おでん 主菜	卵 50 g 焼き豆腐 80 g じゃがいも 50 g だいこん 60 g にんじん 30 g こんにゃく 50 g こんぶ 3 g 昆布だし 300 g しょうゆ 13 g みりん 3 g からし（少々）	① 卵はゆでて皮をむく。 ② じゃがいもは皮をむき、卵大の大きさに切る。にんじんも大きめの乱切り、だいこんは 3 cm 位の輪切り、こんにゃくは大きく三角に切る。焼き豆腐は1/5に切り、早煮こんぶは結びこんぶにする。 ③ だし汁に材料を入れ弱火でコトコト煮る。 ④ 盛り付けて、からしを添える。
こまつなの わさび和え 副菜	こまつな 60 g わさび（少々） だしじょうゆ 4 g	① こまつなは洗ってゆで、3 cm 長さに切り、しぼって器に盛る。 ② だしじょうゆとわさびを溶いて和える。
カリフラワー のゆかり酢 副菜	カリフラワー 30 g 砂糖 1 g 酢 5 g ゆかり粉 0.1 g 塩 0.1 g	① カリフラワーは小房に切り分けさっとゆでる。 ② 調味料とゆかり粉を加え、①を入れ混ぜ合わせる。
みかん デザート	みかん 100 g	

献立例5の糖尿病食品交換表の単位数及び1日の栄養量

	表1	表2	表3	表4	表5	表6	調味料	嗜好品	合計	E(kcal)	P(g)	F(g)	食塩(g)
朝	3	0.2	0.7	1.3	0.2	0.4	0.3	0.4	6.5	486	17.8	17.6	2.3
昼	3.6	0.5	1	0	0.8	0.4	0	0	6.3	536	25.4	13.6	3.6
夕	3.9	0.5	1.8	0	0	0.6	0.2	0	7.0	597	22.3	10.6	3.6
合計	10.5	1.2	3.5	1.3	1	1.4	0.5	0.4	19.8	1,618	65.5	41.9	9.5

P：F：C
% P 16.2　F 23.3　C 60.5

食事計画 | 献立例 5　　1,600 kcal

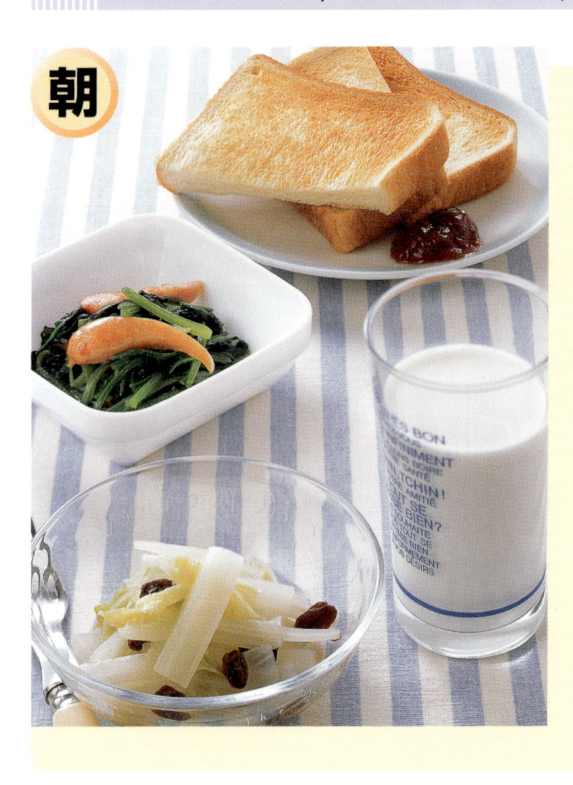

朝

● 干しブドウの甘さで満足度アップ

主食	トースト
副菜	ほうれんそうのソテー *variation* いかときゅうりのソテー *p.79*
副菜	はくさいサラダ *variation* かぶのスープ煮 *p.76*
飲み物	牛乳 *variation* 抹茶オレ *p.81*

	E(kcal)	P(g)	F(g)	食塩(g)
トースト	258	8.4	4.0	1.2
ほうれんそうのソテー	93	3.7	7.9	0.7
はくさいサラダ	35	0.7	0.1	0.3
牛乳	101	5.0	5.7	0.2

昼

● にんにくでおいしさアップ

主食	ソースやきそば *variation* パエリア *p.66*
汁	きのことわかめのスープ *variation* 中華スープ *p.69*
デザート	キウイ *variation* りんご

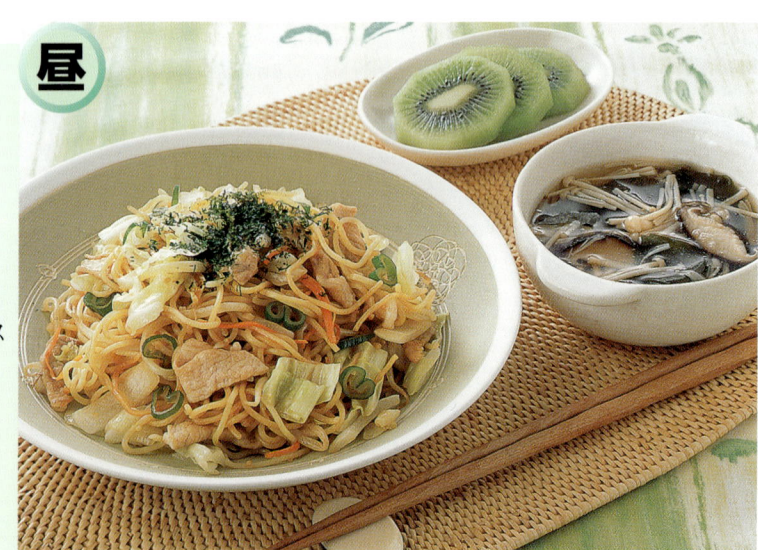

	E(kcal)	P(g)	F(g)	食塩(g)
ソースやきそば	482	23.5	13.4	2.6
きのことわかめのスープ	11	1.2	0.2	1.0
キウイ	42	0.8	0.1	0.0

糖尿病

| 糖尿病 |

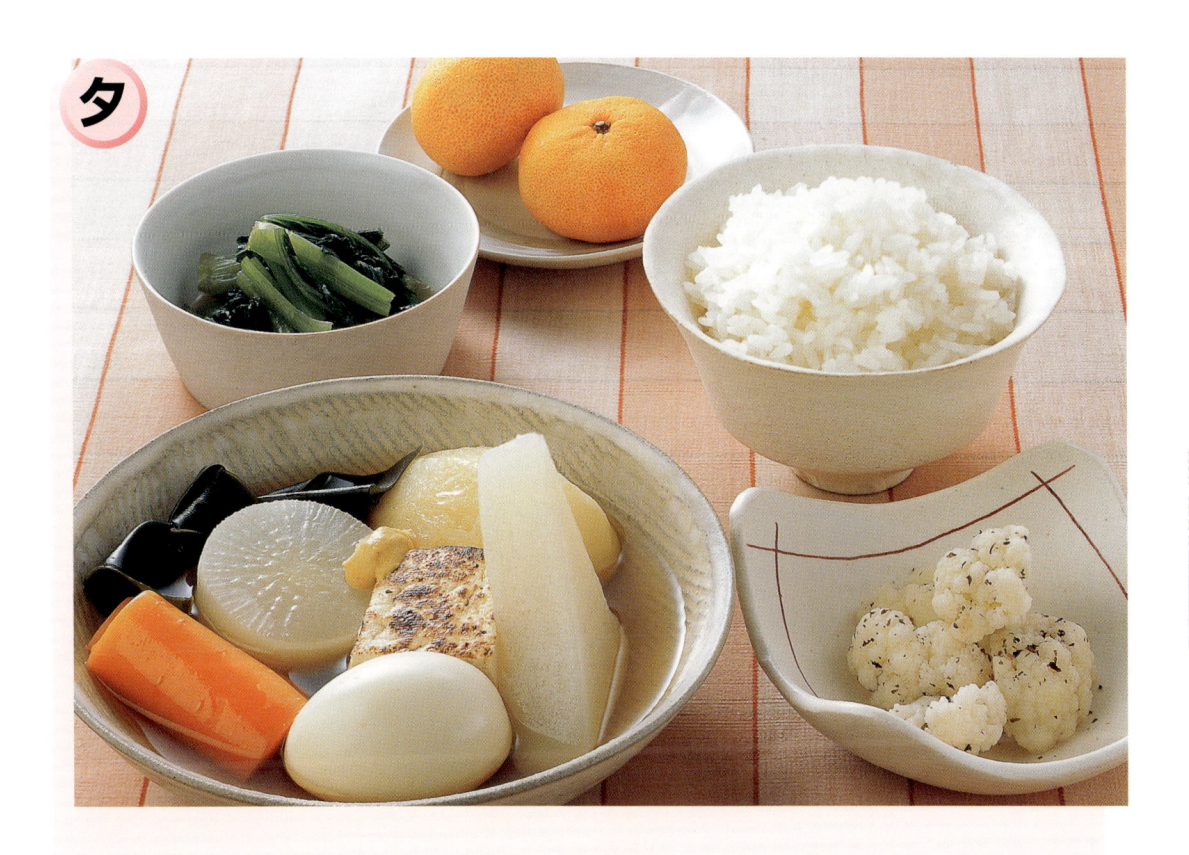

夕

● おでんは塩分の多い練り製品を控えめに

	E(kcal)	P(g)	F(g)	食塩(g)
ごはん	286	4.3	0.5	0.0
おでん	241	15.2	9.9	2.9
こまつなのわさび和え	11	1.2	0.1	0.6
カリフラワーのゆかり酢	13	0.9	0.0	0.1
みかん	46	0.7	0.1	0.0

主食　ごはん

主菜　おでん
　　　variation　豚しゃぶしゃぶ風　p.72

副菜　こまつなのわさび和え
　　　variation　キムチ和え　p.79

副菜　カリフラワーのゆかり酢
　　　variation　切干しだいこんの酢の物　p.77

デザート　みかん
　　　variation　パイナップル

● おでんによく使用される加工食品の食塩量

食品名	常用量	食塩量
ごぼう天	30g	0.7g
さつま揚げ	30g	0.7g
竹輪	30g	0.4g
はんぺん	30g	0.5g
ウィンナー	30g（大1本）	0.4g

食事計画献立例5

食事計画 献立例 6　　1,600 kcal

食物繊維たっぷりで血糖値の上昇を緩やかに

朝

献立	1人分材料・分量（目安量）	作り方
ごはん（主食）	ごはん 170 g	
ごぼうとえのきたけのみそ汁（汁）	油揚げ 10 g ごぼう 15 g えのきたけ 20 g カットわかめ 1 g みそ 12 g だし汁 150 g	① 油揚げは2 cmの短冊切りにする。ごぼうはささがきにし、水に漬けあくを抜き、えのきたけは石づきを落とし2 cmに切る。 ② だし汁にごぼうから入れ煮る。 ③ 材料が煮えたらみそを溶きひと煮立ちして、火を止める。
卯の花（主菜）	おから 30 g グリンピース 5 g こんにゃく 20 g 乾しいたけ 1 g 油 3 g 砂糖 2 g しょうゆ 4 g だし汁 15 g	① 乾しいたけは水で戻し、せん切りに、こんにゃくは小さ目の短冊に切る。グリンピースはゆでておく。 ② 鍋に油を入れ①を炒め、おからとだし汁を加え煮る。 ③ 調味料で味をつけゆっくり煮る。好みで火を強め混ぜながら水分を飛ばす。
オクラのおかか和え（副菜）	オクラ 40 g 花かつお 1 g しょうゆ 3 g	① オクラはさっとゆでてへたを切り、小口切りにする。 ② 花かつおとしょうゆで①を和える。
ぶどう（デザート）	ぶどう 75 g	

昼

献立	1人分材料・分量（目安量）	作り方
ごはん（主食）	ごはん 170 g	
筑前煮（主菜）	竹輪 40 g 鶏肉（ささ身）30 g れんこん 20 g にんじん 30 g さやいんげん 10 g 砂糖 4 g しょうゆ 9 g だし汁 80 g	① 竹輪は縦半分に切り、斜め切りにする。 ② 鶏肉はすじをとり一口大に切る。にんじんも一口大に切る。 ③ れんこんは5 mm厚さに切り、さっとゆでておく。さやいんげんもすじを取りさっとゆでておく。 ④ 鍋にだし汁と砂糖、しょうゆ、さやいんげん以外の材料を入れ弱火で煮含める。 ⑤ 最後にさやいんげんを入れ3分ほど煮る。
キャベツとアスパラガスのピーナッツバター和え（副菜）	キャベツ 50 g アスパラガス 20 g ピーナッツバター 5 g しょうゆ 4.5 g	① キャベツは短冊切り、アスパラガスは斜め切りにして下ゆでしておく。 ② ピーナッツバターとしょうゆを合わせ和え衣を作る。 ③ ②で①を和え、調味料で味付けをする。
切干しだいこんとこんぶの酢の物（副菜）	切干しだいこん 5 g こんぶ 1 g 酢 5 g うすくちしょうゆ 4 g だし汁 3 g	① 切干しだいこんはせん切り、こんぶは洗って水に戻し、3 cm位に切る。 ② ①を好みのかたさにゆでておく。 ③ だし汁と調味料に①を漬ける。

58　糖尿病

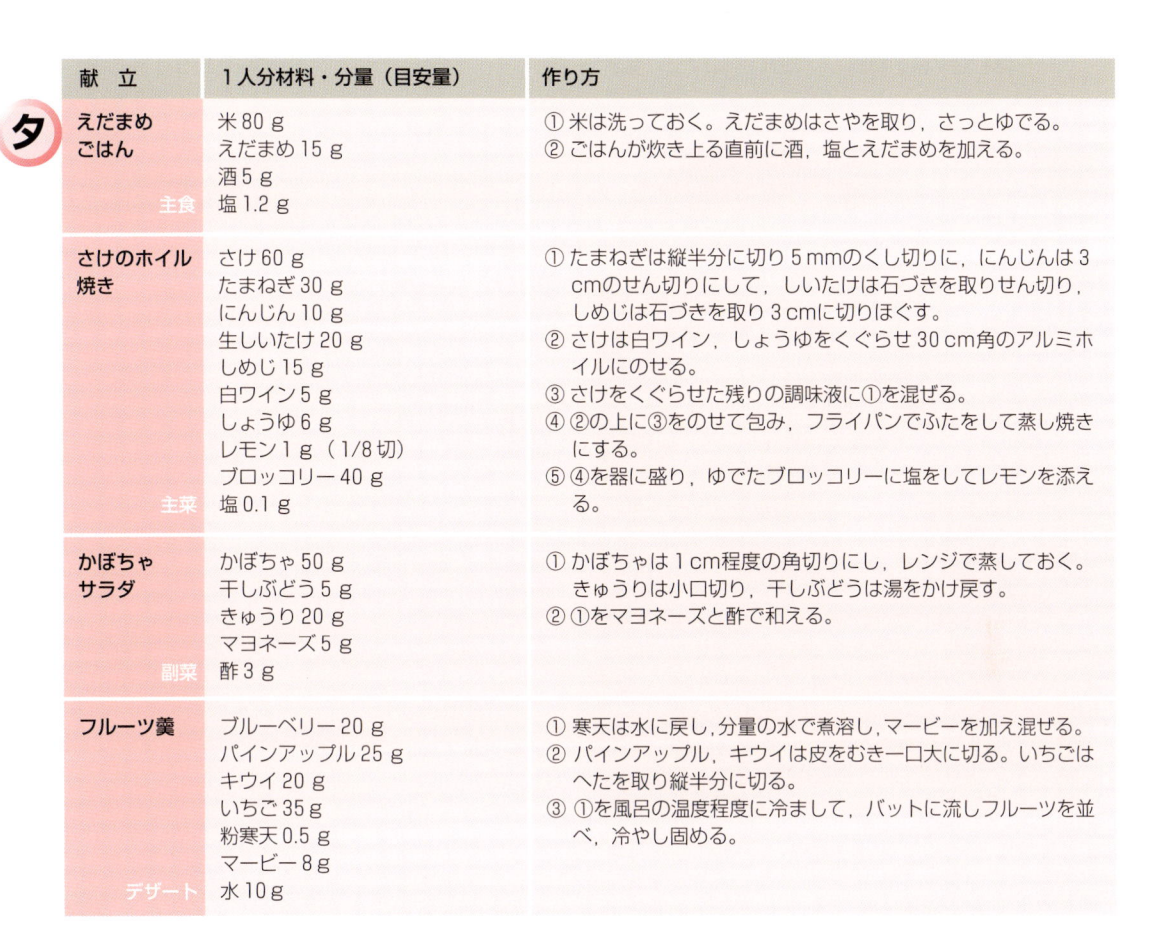

献立	1人分材料・分量（目安量）	作り方
夕 えだまめ ごはん 主食	米 80 g えだまめ 15 g 酒 5 g 塩 1.2 g	① 米は洗っておく。えだまめはさやを取り、さっとゆでる。 ② ごはんが炊き上る直前に酒、塩とえだまめを加える。
さけのホイル 焼き 主菜	さけ 60 g たまねぎ 30 g にんじん 10 g 生しいたけ 20 g しめじ 15 g 白ワイン 5 g しょうゆ 6 g レモン 1 g（1/8切） ブロッコリー 40 g 塩 0.1 g	① たまねぎは縦半分に切り5mmのくし切りに、にんじんは3cmのせん切りにして、しいたけは石づきを取りせん切り、しめじは石づきを取り3cmに切りほぐす。 ② さけは白ワイン、しょうゆをくぐらせ30cm角のアルミホイルにのせる。 ③ さけをくぐらせた残りの調味液に①を混ぜる。 ④ ②の上に③をのせて包み、フライパンでふたをして蒸し焼きにする。 ⑤ ④を器に盛り、ゆでたブロッコリーに塩をしてレモンを添える。
かぼちゃ サラダ 副菜	かぼちゃ 50 g 干しぶどう 5 g きゅうり 20 g マヨネーズ 5 g 酢 3 g	① かぼちゃは1cm程度の角切りにし、レンジで蒸しておく。きゅうりは小口切り、干しぶどうは湯をかけ戻す。 ② ①をマヨネーズと酢で和える。
フルーツ羹 デザート	ブルーベリー 20 g パインアップル 25 g キウイ 20 g いちご 35 g 粉寒天 0.5 g マービー 8 g 水 10 g	① 寒天は水に戻し、分量の水で煮溶し、マービーを加え混ぜる。 ② パインアップル、キウイは皮をむき一口大に切る。いちごはへたを取り縦半分に切る。 ③ ①を風呂の温度程度に冷まして、バットに流しフルーツを並べ、冷やし固める。

献立	1人分材料・分量（目安量）	作り方
間食 抹茶ミルク	牛乳 150 g 抹茶 1 g	

献立例6の糖尿病食品交換表の単位数及び1日の栄養量

	表1	表2	表3	表4	表5	表6	調味料	嗜好品	合計	E(kcal)	P(g)	F(g)	食塩(g)
朝	3.4	0.5	0.9	0	0.3	0.3	0.4	0	5.8	509	14.3	9.1	2.9
昼	3.6	0	1.1	0	0.3	0.4	0.2	0	5.6	486	21.2	4.4	3.8
夕	4	0.5	1.3	0	0.5	0.3	0.3	0.3	7.2	591	25.7	8.6	2.4
間食	0	0	0	1.3	0	0	0	0	1.3	104	5.3	5.8	0.2
合計	11	1	3.3	1.3	1.1	1	0.9	0.3	19.9	1,690	66.5	27.8	9.3

P : F : C
% P 15.8　F 14.8　　　C 69.4

食事計画 | 献立例 6　　　1,600 kcal

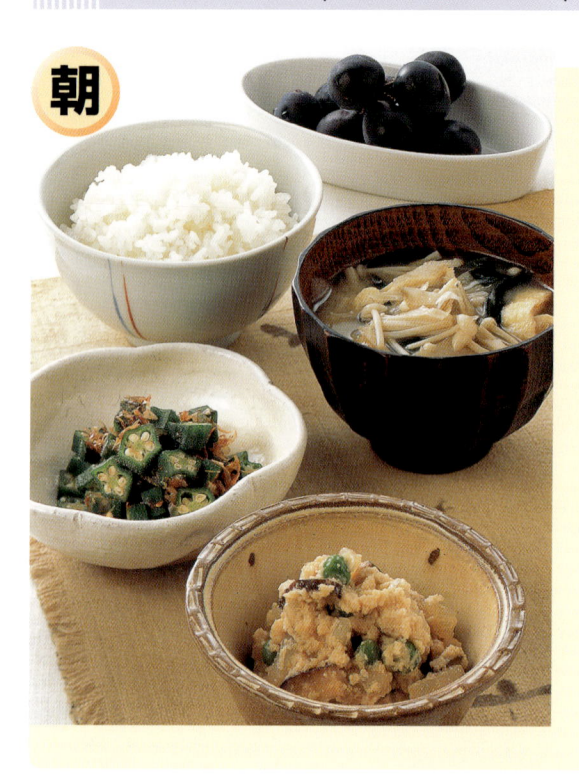

朝

●卵の花はまとめて作り小分けにして冷凍保存

主食	ごはん
汁	ごぼうとえのきたけのみそ汁 *variation* しらうおの清し汁　p.68
主菜	卵の花 *variation* いり豆腐　p.78
副菜	オクラのおかか和え
デザート	ぶどう *variation* すいか

	E(kcal)	P(g)	F(g)	食塩(g)
ごはん	286	4.3	0.5	0.0
ごぼうとえのきたけのみそ汁	82	5.1	4.3	1.9
卵の花	80	2.8	4.1	0.6
オクラのおかか和え	18	1.8	0.1	0.4
ぶどう	44	0.3	0.1	0.0

昼

●だし汁をきかせて減塩に。ピーナッツはビタミンEが豊富

主食	ごはん
主菜	筑前煮 *variation* さわらの木の芽みそかけ　p.70
副菜	キャベツとアスパラガスのピーナッツバター和え *variation* 千草和え　p.75
副菜	切干しだいこんとこんぶの酢の物 *variation* ところてんの酢の物　p.78

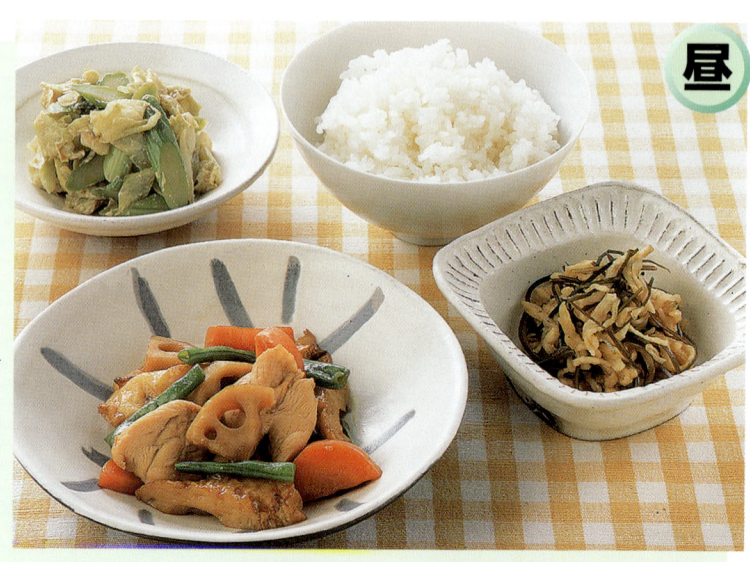

	E(kcal)	P(g)	F(g)	食塩(g)
ごはん	286	4.3	0.5	0.0
筑前煮	131	13.6	1.2	2.3
ピーナッツバター和え	51	2.8	2.7	0.7
切干しだいこんとこんぶの酢の物	19	0.6	0.0	0.8

糖尿病

糖尿病

夕

● ホイル焼きにして油を節約。マヨネーズをかぼちゃサラダに使います

主食	えだまめごはん	
	variation ひじきごはん	
主菜	さけのホイル焼き	
	variation 豆腐ハンバーグ	p.70
副菜	かぼちゃサラダ	
	variation ジャーマンポテト	p.80
デザート	フルーツ羹	
	variation フルーツポンチ	p.82

	E(kcal)	P(g)	F(g)	食塩(g)
えだまめごはん	311	6.7	1.7	1.2
さけのホイル焼き	123	16.9	2.9	1.1
かぼちゃサラダ	99	1.4	3.9	0.1
フルーツ羹	58	0.8	0.1	0.0

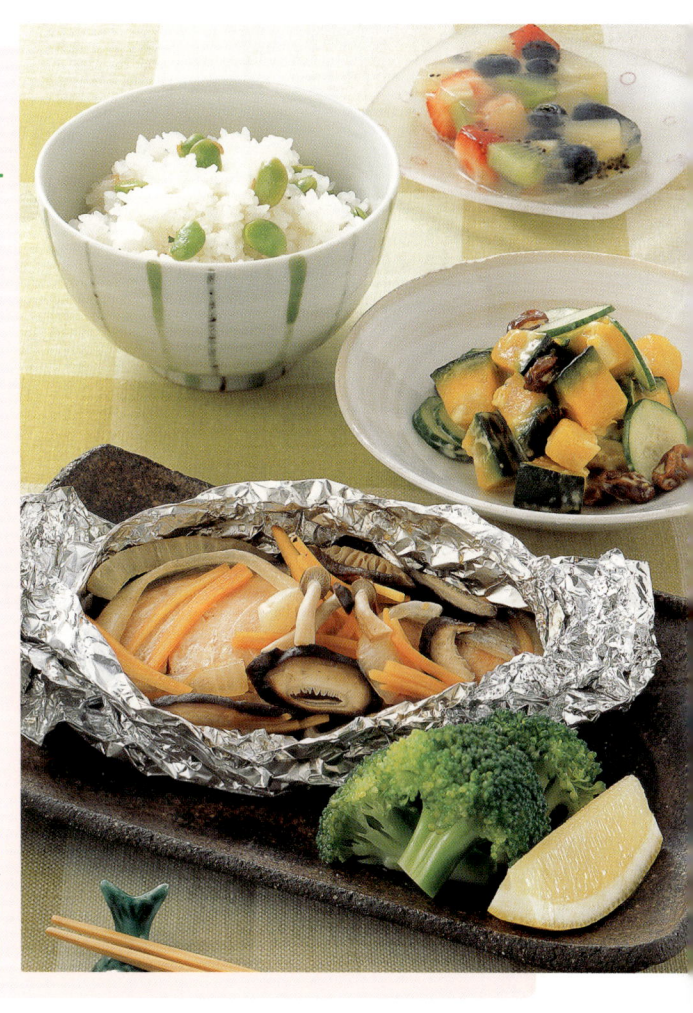

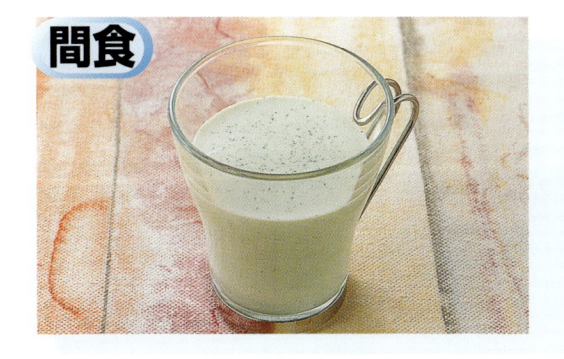

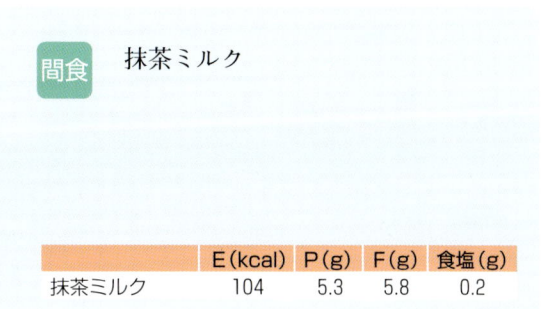

間食

間食	抹茶ミルク	

	E(kcal)	P(g)	F(g)	食塩(g)
抹茶ミルク	104	5.3	5.8	0.2

食事計画　献立例 7

1,600 kcal

一人暮らしのやりくり上手メニュー

朝

献立	1人分材料・分量（目安量）	作り方
ロールパン 主食	ロールパン 90 g	
魚肉ソーセージとほうれんそうのソテー 主菜	魚肉ソーセージ 20 g ほうれんそう 50 g もやし 40 g バター 3 g 塩 0.8 g こしょう（少々）	① ほうれんそう，もやしはひげ根を取り 3 cm，魚肉ソーセージは短冊切りに切る。 ② フライパンにバターを入れ①を炒める。 ③ 塩，こしょうで味を調える。
牛乳 飲み物	牛乳 200 g	
グレープフルーツ デザート	グレープフルーツ 100 g	

昼

献立	1人分材料・分量（目安量）	作り方
雑炊 主食	ごはん 170 g 卵 50 g 鶏肉（ひき肉）15 g にんじん 8 g えのきたけ 20 g かぶ 20 g はくさい 60 g 長ねぎ 30 g 切りみつば 5 g 塩 0.5 g うすくちしょうゆ 4 g かつお・昆布だし汁 300 g	① にんじんはせん切り，えのきたけは石づきを落とし，4等分に切る。かぶは小さめのうす切り，はくさいは短冊切り，長ねぎは小口切りにする。 ② 鍋にだしを取り，鶏肉を入れる。沸騰したらあくを取る。 ③ 野菜を加え，八分通り火が通ったらごはんを加える。 ④ 溶きたまごでとじ，3 cm 位に切ったみつばをあしらう。
やまいものサラダ 副菜	ながいも 60 g 花かつお 1 g ノンオイルドレッシング 10 g	① ながいもは 1 cm 幅の短冊切りにする。 ② ①を器に盛り，花かつおとノンオイルドレッシングをかける。
りんご デザート	りんご 75 g	

献立例 7 の糖尿病食品交換表の単位数及び 1 日の栄養量

	表1	表2	表3	表4	表5	表6	調味料	嗜好品	合計	E(kcal)	P(g)	F(g)	食塩(g)
朝	3.6	0.5	0.5	1.7	0.3	0.3	0	0	6.9	529	20.9	19.9	2.5
昼	4.3	0.5	1.5	0	0	0.4	0	0	6.7	515	18.6	7.4	2.4
夕	3.4	0	2	0	0.5	0.4	0.3	0	6.6	532	22.7	12.5	3.8
合計	11.3	1	4	1.7	0.8	1.1	0.3	0	20.2	1,576	62.2	39.8	8.8

P：F：C
% P 15.8　F 22.7　C 61.5

献立	1人分材料・分量（目安量）	作り方
夕 ごはん 主食	ごはん 170 g	
たまねぎとしめじのみそ汁 汁	たまねぎ 15 g もやし 15 g しめじ 15 g カットわかめ 1 g みそ 12 g だし汁 150 g	① たまねぎは1cmの薄切り，もやしはひげ根を取り1.5 cmに切り，しめじは石づきを切りほぐす。 ② だし汁で①とカットわかめを加え煮る。火が通ったらみそを溶いて入れる。 ③ ひと煮立ちして火を止める。
いわし蒲焼き 主菜	いわし蒲焼き缶詰 50 g 万能ねぎ 5 g	① 万能ねぎは小口に切り水にさらしておく。 ② いわしの缶詰をあけ，万能ねぎを盛る。
冷やっこ 主菜	絹豆腐 100 g しょうが 3 g しょうゆ 3 g	① 豆腐を半分に切り器に盛る。 ② おろししょうがを添えてしょうゆをかける。
温野菜サラダ 副菜	ブロッコリー 30 g はくさい 30 g にんじん 10 g フレンチドレッシング 10 g	① ブロッコリーは小房に切りゆでる。はくさいは短冊切り，にんじんはせん切りにしてゆでる。 ② ①を器に盛り付けフレンチドレッシングをかける。

● 低エネルギー食品

商品名	常用量 1回分	エネルギー（kcal）	メーカー名
マンナンヒカリ	20 g	51	大塚食品（株）
パールめん	20 g	1	（株）アッキーフーズ
京優 カロリー80の野菜カレー（フリーズドライ）	20 g/袋	80	アークレイマーケティング（株）
京優羹	75 g/個	30	アークレイマーケティング（株）
ダイエット宣言（玄米雑炊 和風さけ）	35 g/個	128	キユーピー（株）
アイスで元気！LoGICバニラ	75 mℓ/個	80	明治乳業（株）
80 kcalカロリーコントロールアイス	110 mℓ/個	80	江崎グリコ（株）
こんにゃくもち	50 g	10	（株）みゆきやフジモト
フルーツインゼリーライト（ピーチ，チェリー，ぶどう）	60 g/個	17	ハウス食品（株）
コーヒーゼリー（低カロリーデザート）	65 g/個	10	ヘルシーフード（株）
杏仁豆腐（低カロリーデザート）	65 g/個	26	ヘルシーフード（株）
ジャネフ低カロリー ゆであずき	30 g	28	キユーピー（株）
ジャネフ低カロリー ゼリー（アセロラ，オレンジ，うめ）	60 g/個	15	キユーピー（株）
ジャネフ低カロリー 水ようかん	58 g/個	32	キユーピー（株）
ジャネフノンオイルドレッシング （サウザン，フレンチクリーミィ，シーザーサラダ用，焙煎ごま，香味和風，和風，梅じそ，青じそ，ゆず，中華）	10 mℓ/袋	3～11	キユーピー（株）
ゼリックスノンシュガー（粉末） （青りんご，オレンジ，うめ，グレープフルーツ，抹茶，コーヒー）	10 g	14	キッセイ薬品工業（株）
ぱぱ寒天ゼリーA （ぶどう，りんご，ピーチ，パイナップル，マンゴー，プレーン）	180 g/個	20	伊那食品工業（株）

食事計画 | 献立例 7　　　1,600 kcal

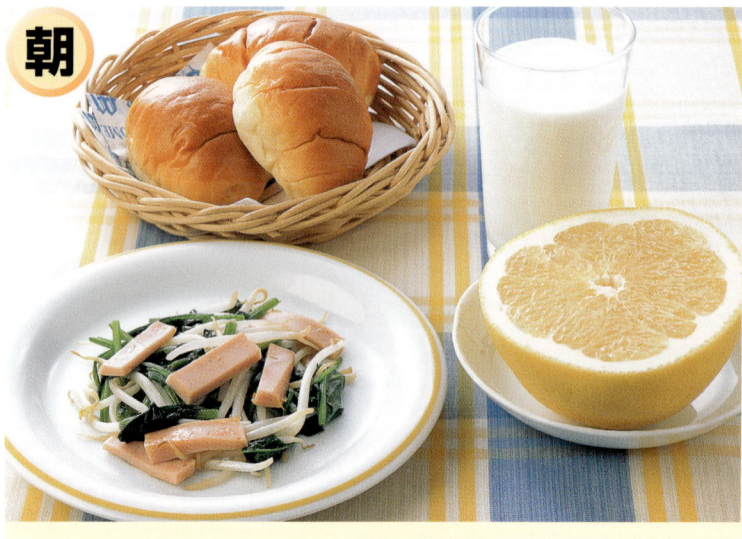

朝

●前日のお浸しの残りをソテーに

- 主食　ロールパン
- 主菜　魚肉ソーセージとほうれんそうのソテー
  - *variation* キャベツのみそマヨ和え　*p.76*
- 飲み物　牛乳
- デザート　グレープフルーツ
  - *variation*　みかん

	E(kcal)	P(g)	F(g)	食塩(g)
ロールパン	284	9.1	8.1	1.1
魚肉ソーセージとほうれんそうのソテー	72	4.3	4.1	1.3
牛乳	134	6.6	7.6	0.2
グレープフルーツ	38	0.9	0.1	0.0

昼

●ボリューム満点の雑炊でお昼も充実

- 主食　雑炊
  - *variation* 洋風ずし　*p.66*
- 副菜　やまいものサラダ
  - *variation* キムチ和え　*p.79*
- デザート　りんご

	E(kcal)	P(g)	F(g)	食塩(g)
雑炊	423	16.1	7.1	1.7
やまいものサラダ	51	2.4	0.2	0.7
りんご	41	0.2	0.1	0.0

64　糖尿病

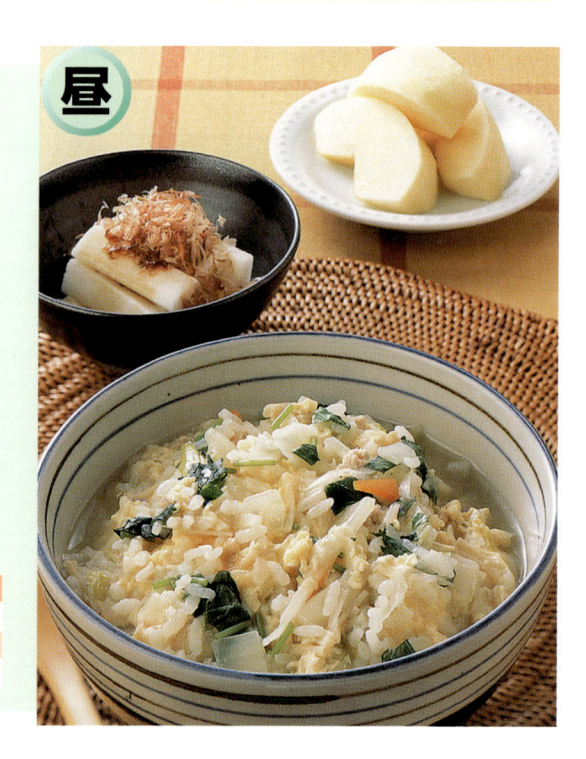

糖尿病

夕

● 缶詰や調理済み食品を上手に組み合わせて

主食	ごはん
汁	たまねぎとしめじのみそ汁 *variation* みぞれ汁 p.68
主菜	いわしの蒲焼き *variation* さばのみぞれ煮 p.71
主菜	冷やっこ *variation* たこのわさび和え p.80
副菜	温野菜サラダ

	E(kcal)	P(g)	F(g)	食塩(g)
ごはん	286	4.3	0.5	0.0
たまねぎとしめじのみそ汁	39	3.3	1.0	1.9
いわしの蒲焼き	122	8.1	7.8	0.8
冷やっこ	59	5.2	3.0	0.4
温野菜サラダ	26	1.9	0.2	0.7

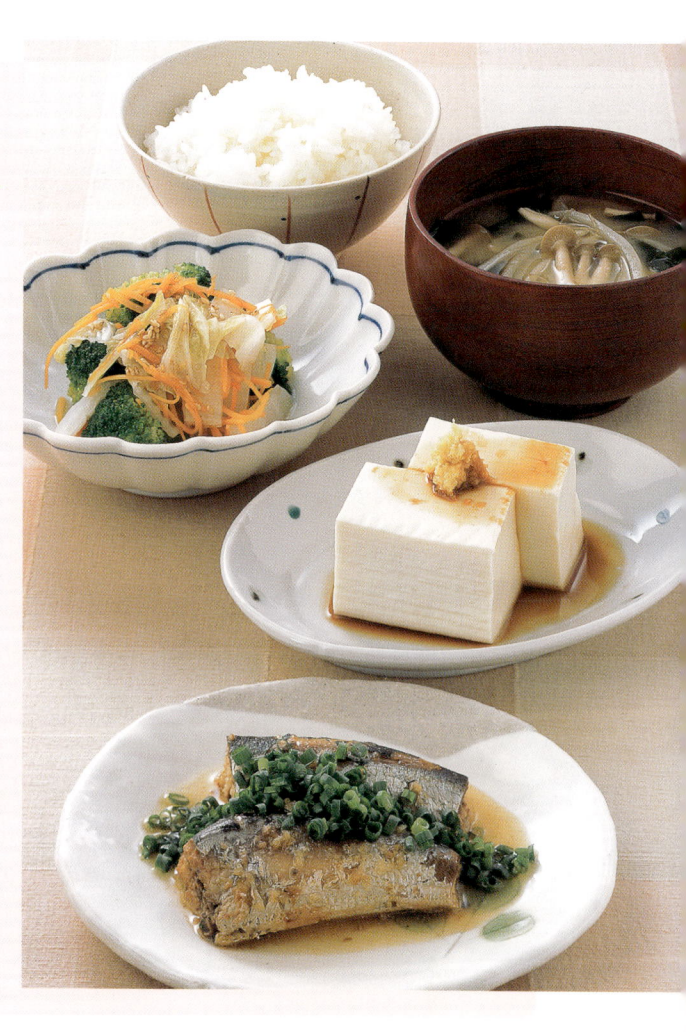

● コンビニを利用した組合わせ例

1日のエネルギー量の1/3弱をめやすにして組合わせます。

	E(kcal)	P(g)	F(g)	食塩(g)
おむすび2個 ＋ 揚げ出し豆腐1パック ＋ ひじき煮物	710	23	23	3.8
サンドイッチ （ハムエッグ3個入り）＋ サラダ ＋ 牛乳1パック（200m*l*）	550	24	21	3.5

食事計画献立例7　65

組合せ料理例

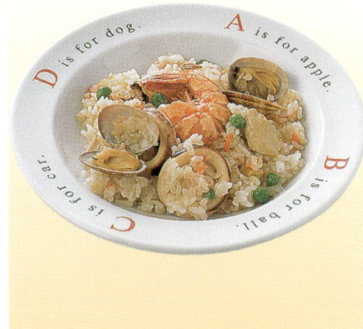

主食

パエリア

材料・分量（目安量）

米	80 g	あさり	15 g
鶏肉（むね）	30 g	いか	20 g
たまねぎ	15 g	グリンピース	5 g
トマト	30 g	塩	0.8 g
にんにく	1 g	固形コンソメ	0.5 g
オリーブ油	5 g	水	100 g
えび	20 g		

作り方
① 米は洗って水に漬けておく。
② 鶏肉，たまねぎ，トマトは1cm角に切る。
③ えびは背わたを取って皮をむき，いかは輪切り，あさりは殻を付けたまま洗っておく。
④ 鍋にオリーブ油を入れ，にんにくの薄切りを弱火で炒め，②を炒める。
⑤ 分量の水と①，調味料，③④を加えて炊く。グリンピースを散らす。

●えびは尾頭付を用いるとボリュームが出る。

E(kcal)	P(g)	F(g)	食塩(g)
420	20.6	6.6	1.6

洋風ずし

材料・分量（目安量）

米	80 g	卵	30 g
こんぶ	1 g	塩	0.2 g
砂糖	5 g	油	1 g
マービー	15 g	かに風味かまぼこ	20 g
酢	15 g	切りみつば	3 g
さけ	20 g	いりごま	1 g
塩	1.2 g		

作り方
① 米は洗って水に漬け，こんぶを入れ炊く。合わせ酢を混ぜすしめしを作る。
② さけは塩を振り，焼いて，皮と骨を取りほぐしておく。
③ 卵は塩をして，いりたまごにする。
④ かに風味かまぼこは1cm程度に切り，ほぐす。
⑤ みつばは洗って2cmに切り，下ゆでしておく。
⑥ ①に②③④をしゃもじで切るように混ぜ，⑤のみつばといりごまを散らす。

●きゅうりやブロッコリーなどを入れてもきれい。

E(kcal)	P(g)	F(g)	食塩(g)
440	15.8	6.3	2.1

三色丼

材料・分量（目安量）

ごはん	170 g	卵	30 g
鶏肉（ひき肉）	30 g	塩	0.3 g
砂糖	2 g	油	2 g
しょうゆ	3 g	さやいんげん	15 g
酒	2 g		

作り方
① 鶏肉は砂糖，酒，しょうゆで煮て，よくほぐす。
② 卵はいりたまごにする。
③ さやいんげんは斜め切りにして，ゆでる。
④ 器にごはんを盛り，①②③を彩りよく盛り付ける。

●丼物には必ず副菜や果物を添える。

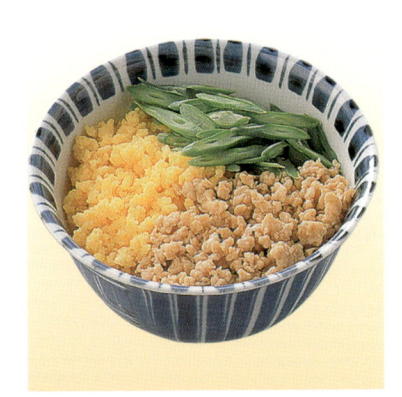

E(kcal)	P(g)	F(g)	食塩(g)
415	14.7	8.1	0.9

けんちんうどん

材料・分量（目安量）

うどん（ゆで）	250 g（冷凍1玉）	竹輪	20 g
鶏肉（ささ身）	20 g	だし汁	150 g
かたくり粉	1 g	うすくちしょうゆ	7 g
ごぼう	20 g	しょうゆ	2 g
にんじん	5 g	みりん	1 g
さといも	30 g	長ねぎ	5 g

作り方
① 鶏肉はかたくり粉をまぶし、ゆでる。
② ごぼうはささがき、にんじんは短冊、さといもは5mmの輪切り、竹輪は斜めの輪切りにする。
③ だし汁でごぼうから煮る。次に②の材料を煮る。
④ うどんを③に入れ調味料で味を調える。
⑤ 長ねぎの小口切りを天盛にする。

●キャベツのサラダや酢の物をプラスしてバランス良い食事に。

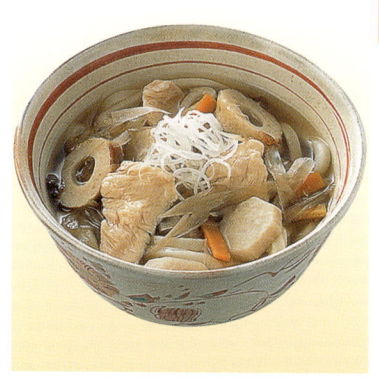

E(kcal)	P(g)	F(g)	食塩(g)
359	16.1	1.8	2.8

たこめし

材料・分量（目安量）

米	75 g	しょうが	1 g
たこ	30 g	うすくちしょうゆ	7 g
にんじん	8 g	水	80 g
ごぼう	15 g		

作り方
① たこは小口切り、にんじんはいちょう切り、ごぼうはささがきにする。
② 米は分量の水に漬けておく。
③ ②に①とうすくちしょうゆを入れて炊く。
④ たこめしを器に盛り、せん切りにしたしょうがを天盛りにする。

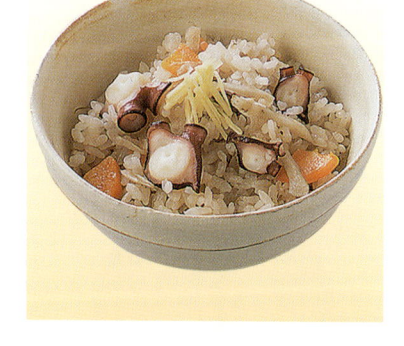

●主食に味がついているので、副菜は薄味の酢の物や野菜炒めがおすすめ。

E(kcal)	P(g)	F(g)	食塩(g)
307	10.2	0.9	1.3

サラダそうめん

材料・分量（目安量）

そうめん（乾）	70 g	乾しいたけ	1 g
卵	25 g	しょうゆ	1.5 g
塩	0.1 g	砂糖	0.5 g
油	1 g	だし汁	10 g
きゅうり	30 g	もみのり	1 g
トマト	30 g	めんつゆ	50 g
		長ねぎ	5 g

作り方
① そうめんはゆで、水で冷やす。
② 卵は錦糸たまごにする。乾しいたけは戻して、せん切りにして、だし汁と調味料で煮る。
③ きゅうりはせん切り、トマトは輪切りにする。
④ 器にそうめんを盛り②③を飾り、長ねぎ、もみのりを天盛にする。
⑤ 食べる直前にめんつゆをかける。

●冷し中華の感覚でそうめんをバランスよくいただく方法。

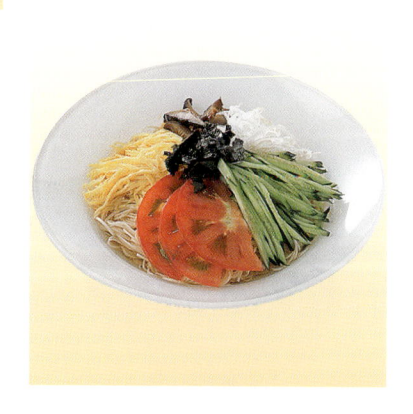

E(kcal)	P(g)	F(g)	食塩(g)
337	12.2	4.5	4.7

組合せ料理例

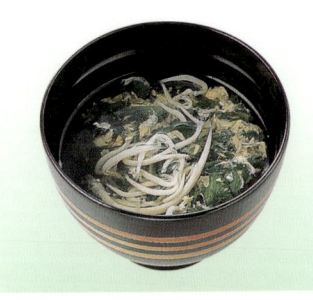

汁

しらうおの清し汁

材料・分量（目安量）

しらうお	15 g
酒	3 g
しゅんぎく	15 g
卵	15 g
だし汁	150 g
うすくちしょうゆ	3 g
塩	0.3 g

作り方
① しらうおは酒を落とした適量の熱湯で火を通しておく。
② だし汁を沸かし味をつけた後，①のしらうお，しゅんぎく，卵を入れる。

●酒を使うと，しらうおの臭みが取れる。

E(kcal)	P(g)	F(g)	食塩(g)
47	5.2	2.0	1.1

納豆汁

材料・分量（目安量）

挽きわり納豆	20 g
オクラ	20 g
白玉ふ	2〜3個
みそ	12 g
だし汁	150 g

作り方
① 納豆を汁椀に入れておく。
② 沸騰させただし汁にみそを溶かし，オクラを入れる。
③ ①の納豆の上から②を注ぎ，白玉ふを浮かべる。

●赤みそでもおいしくいただける。

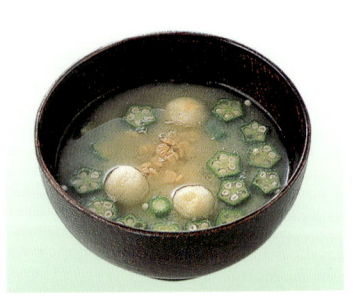

E(kcal)	P(g)	F(g)	食塩(g)
76	6.3	2.9	1.6

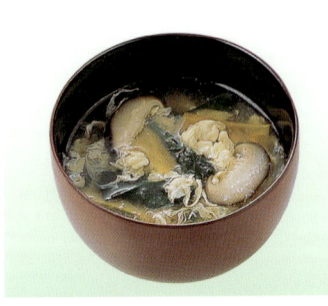

みぞれ汁

材料・分量（目安量）

だいこん	80 g
にんじん	10 g
生しいたけ	10 g
ほうれんそう	20 g
卵	10 g
かたくり粉	1 g
水	5 g
だし汁	120 g
うすくちしょうゆ	8 g
みりん	1 g

作り方
① 適当に切ったにんじん，しいたけを入れただし汁を沸かし，味付け後水溶きかたくり粉でとろみをつける。
② 卵，ゆでて切ったほうれんそう，おろしただいこんを入れ，ひと煮する。

●寒い冬に温まる一品。

E(kcal)	P(g)	F(g)	食塩(g)
52	3.4	1.4	1.5

かす汁

材料・分量（目安量）

A { さといも	30 g
こんにゃく	15 g
だいこん	20 g
にんじん	10 g
竹輪	15 g
長ねぎ	5 g
酒かす	6 g
みそ	5 g
うすくちしょうゆ	3 g
だし汁	120 g
七味とうがらし	（少々）

作り方
① 適当に切ったAの材料をだし汁に入れ，火にかける。
② 材料に火が通ったところで，酒かす，みそを溶かしてしょうゆで味付けする。
③ ねぎを入れて，好みで七味とうがらしを振りかける。

●さけのアラなどを入れるとおいしい。

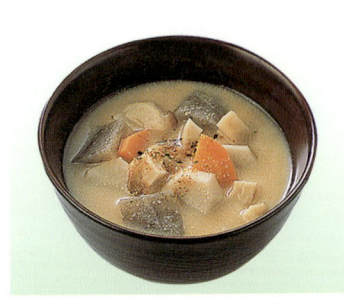

E(kcal)	P(g)	F(g)	食塩(g)
74	4.8	0.9	1.5

糖尿病

けんちん汁

材料・分量（目安量）

A	にんじん 10 g	木綿豆腐	50 g
	えのきたけ 10 g	長ねぎ	5 g
	ごぼう 15 g	だし汁	150 g
	だいこん 20 g	うすくちしょうゆ	8 g
		みりん	1 g

作り方
① 適当に切ったAの材料をだし汁に入れ，火にかける。
② 材料に火が通ったところで味付けし，一口大に切った豆腐を入れる。
③ ひと煮立ちしたら，長ねぎを入れる。

● 季節の野菜をたっぷり入れて。

E(kcal)	P(g)	F(g)	食塩(g)
68	5.3	2.3	1.4

中華スープ

材料・分量（目安量）

ほたてがい・貝柱水煮缶詰	20 g	スイートコーン缶詰（ホールタイプ）	15 g
たまねぎ	20 g	水	150 g
長ねぎ	15 g	中華だし	（適量）
カットわかめ	1 g	塩	0.3 g
かたくり粉	1 g	うすくちしょうゆ	5 g

作り方
① わかめは戻しておく。水を火にかけ，みじん切りにしたたまねぎを入れる。
② ①が沸いたら味付けをし，水溶きかたくり粉でとろみをつける。
③ 貝柱，わかめ，スイートコーン，長ねぎを入れ，ひと煮立ちさせる。

● クリームコーンが焦げやすいので注意が必要。

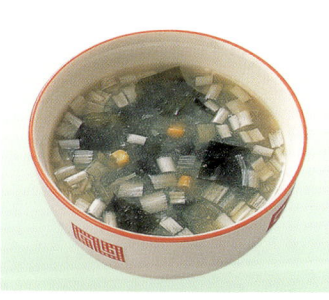

E(kcal)	P(g)	F(g)	食塩(g)
51	5.1	0.3	1.6

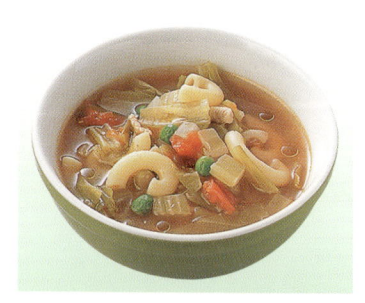

ミネストローネ

材料・分量（目安量）

豚肉（ロース）	15 g	グリンピース	5 g
マカロニ	5 g	ケチャップ	5 g
キャベツ	35 g	うすくちしょうゆ	2 g
たまねぎ	15 g	塩	0.7 g
セロリー	10 g	オリーブ油	0.5 g
トマト	20 g	洋風だし	80 g

作り方
① マカロニは少しかためにゆでておく。
② 洋風だしにグリンピース以外の材料を入れ火が通ったら，ケチャップ，しょうゆ，塩で味付けし，グリンピース，オリーブ油を浮かべる。

● ケチャップの酸味でうす味でもおいしい。

E(kcal)	P(g)	F(g)	食塩(g)
97	5.7	3.6	1.6

さつま汁

材料・分量（目安量）

鶏肉（もも・皮ひき）	20 g	長ねぎ	5 g
さつまいも	30 g	うすくちしょうゆ	7 g
生しいたけ	20 g	みりん	1 g
だいこん	25 g	だし汁	150 g
こんにゃく	15 g		

作り方
① だし汁に適当に切った長ねぎ以外の材料を入れ，火にかける。
② 材料に火が通ったら味付けをし，小口切りした長ねぎを浮かべる。

● さつまいもは皮つきのものを用いる。

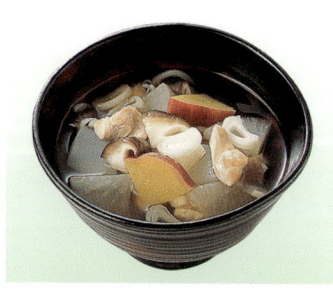

E(kcal)	P(g)	F(g)	食塩(g)
88	6.7	1.3	1.3

組合せ料理例

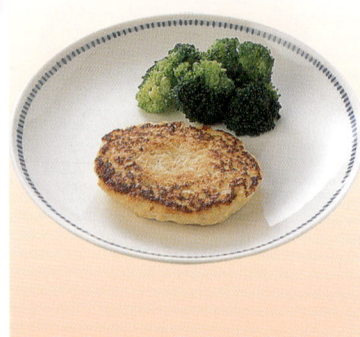

主菜

豆腐ハンバーグ

材料・分量（目安量）

木綿豆腐	40 g	パン粉	5 g
鶏肉（むね・ひき肉）	20 g	みそ	8 g
たまねぎ	10 g	ブロッコリー	30 g
油	1 g	塩	0.2 g
卵	3 g		

作り方

① 豆腐はざるに入れ水気を取っておく。
② ボールにみじん切りのたまねぎと鶏肉，パン粉，みそ，卵と豆腐を入れよく混ぜ合わせ，ハンバーグにまとめる。
③ フライパンに油を引き，②を焼く。
④ 付け合わせにゆでたブロッコリーを添える。

E(kcal)	P(g)	F(g)	食塩(g)
110	10.8	4.3	1.3

●豆腐はしっかり水分を取ることが軟らかくならないポイント。

湯豆腐

材料・分量（目安量）

木綿豆腐	100 g	昆布だし	80 g
しらたき	20 g	しょうゆ	6 g
みずな	30 g	酢	5 g
はくさい	20 g	かぼす	1 g

作り方

① 豆腐は3切れに切る。
② しらたきは食べやすい長さに切る。
③ みずな，はくさいはさっとゆで3cmに切る。
④ 土鍋にこんぶを敷き，だし汁を入れ，①と②③を入れゆっくりと煮る。
⑤ 調味料を合わせ，かぼすの果汁をしぼる。

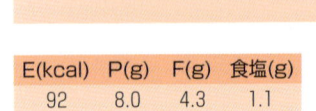

E(kcal)	P(g)	F(g)	食塩(g)
92	8.0	4.3	1.1

●1人なべにぴったり。しゅんぎく，しめじ，しいたけ，えのきたけなどもおいしい。

さわらの木の芽みそかけ

材料・分量（目安量）

さわら	50 g	木の芽	2～3枚
塩	0.3 g	西京みそ	10 g
酒	5 g	みりん	5 g

作り方

① さわらは酒と塩を振り蒸す。
② 木の芽はすり鉢ですり，みりん，みそと混ぜる。
③ ②を蒸し汁でのばして①の蒸したさわらにかける。

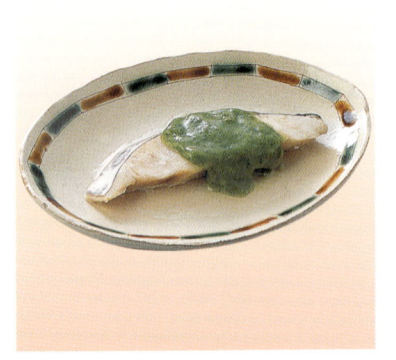

E(kcal)	P(g)	F(g)	食塩(g)
127	11.0	5.2	1.0

●みそは好みでゆずでもおいしい。

いわしのにら玉焼き

材料・分量（目安量）

いわし	40 g	にら	5 g
塩	0.4 g	油	5 g
こしょう	（少々）	ミニトマト	25 g
小麦粉	3 g	アスパラガス	25 g
卵	20 g		

作り方
① いわしは手開きにして塩，こしょうをする。
② 卵は割りほぐす。にらは2cmに切る。
③ ①に小麦粉をまぶし，溶きたまごをつける。
④ フライパンを熱し油を引き③を入れ，にらをのせふたをして弱火で焼く。
⑤ ミニトマトは半分に切り，アスパラガスはゆでて好みの長さに切り，付け合わせる。

●あじでもおいしい。あじは三枚におろしたものを用いる。

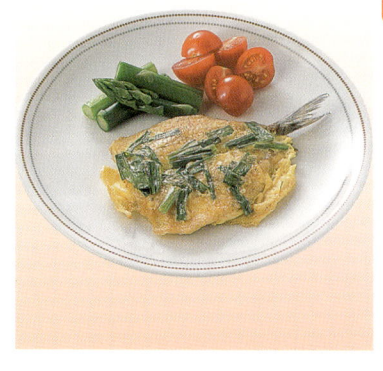

E(kcal)	P(g)	F(g)	食塩(g)
155	12.2	9.1	0.6

いわしのソース煮

材料・分量（目安量）

いわし	40 g	ウスターソース	5 g
ごぼう	20 g	しょうゆ	3 g
しょうが	3 g	みりん	2 g
		酒	3 g

作り方
① いわしは頭と内臓を取り，ごぼうは皮をそぎ落とし斜め切りにする。
② 鍋に調味料を煮立たせ，いわしとごぼうを入れて煮る。
③ 針しょうがをあしらって盛り付ける。

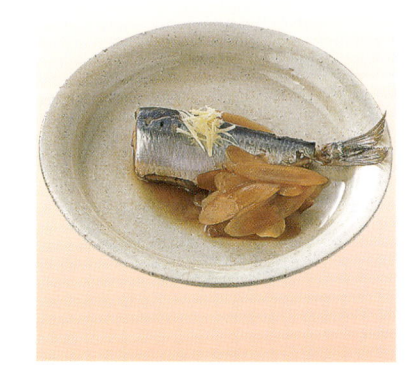

●さんまでもおいしい。

E(kcal)	P(g)	F(g)	食塩(g)
116	8.6	5.6	1.0

さばのみぞれ煮

材料・分量（目安量）

さば	50 g	だし汁	50 g
小麦粉	3 g	しょうゆ	8 g
油	5 g	みりん	3 g
だいこん	60 g		

作り方
① だいこんはおろす。
② さばは小麦粉をまぶし，油で揚げる。
③ だし汁と調味料を煮立たせ，②を入れおろしだいこんを加えひと煮立ちさせる。

●さっぱりとしたメニュー。ゆでたアスパラガスやブロッコリーを添えるとよい。

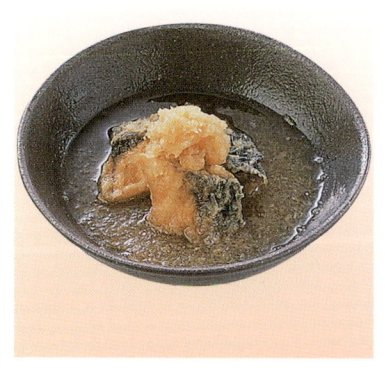

E(kcal)	P(g)	F(g)	食塩(g)
183	11.7	11.2	1.4

組合せ料理例

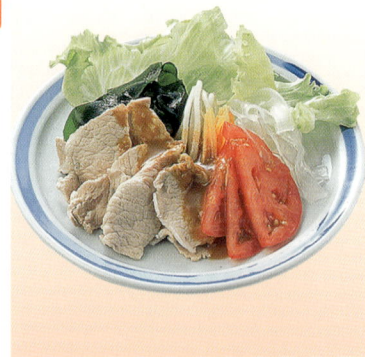

主菜

豚しゃぶしゃぶ風

材料・分量（目安量）

豚肉（ロース・脂なし）	60 g	わかめ	10 g
昆布だし	30 g	もやし	30 g
しょうが	3 g	にんじん	5 g
長ねぎ	3 g	レタス	20 g
酒	3 g	トマト	30 g
くずきり	10 g	ノンオイルドレッシング	20 g

作り方

① くずきり，わかめは水に戻し，好みの大きさに切る。
② もやしとにんじんは4cm長さのせん切りにし，一緒にゆでる。
③ レタスはちぎり水に漬け，トマトは半月スライスにする。
④ 鍋に昆布だし，酒，長ねぎ，しょうがを入れ煮立たせる。
⑤ ④に豚肉を入れしゃぶしゃぶにし，氷水に取る。
⑥ 器に①，②，③，⑤を盛りドレッシングをかける。

●セロリー，海藻サラダなど好みの野菜でもおいしい。

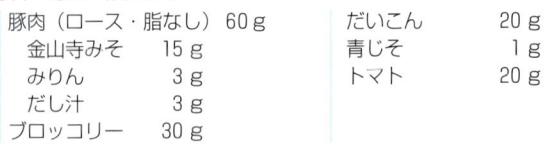

E(kcal)	P(g)	F(g)	食塩(g)
205	14.4	8.3	1.8

豚もろみ焼き

材料・分量（目安量）

豚肉（ロース・脂なし）	60 g	だいこん	20 g
金山寺みそ	15 g	青じそ	1 g
みりん	3 g	トマト	20 g
だし汁	3 g		
ブロッコリー	30 g		

作り方

① 金山寺みそとみりん，だし汁を混ぜ合わせる。
② ①に豚肉を漬け，フライパンにアルミホイルを敷き焼く。
③ ブロッコリーはゆで，だいこんとしそはせん切りにする。
④ 器に豚肉と付け合わせの野菜を添える。

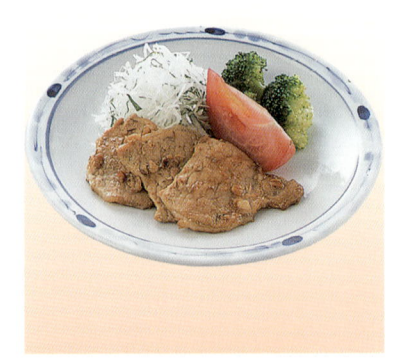

●肉は鶏肉でもおいしい。またみそはもろみみそでもよい。

E(kcal)	P(g)	F(g)	食塩(g)
195	15.0	8.8	0.9

牛肉のロール巻き

材料・分量（目安量）

牛肉（かた・スライス）	60 g	油	3 g
えのきたけ	20 g	塩	0.5 g
もやし	30 g	しょうゆ	3 g
にんじん	10 g	キャベツ	30 g
アスパラガス	15 g		

作り方

① えのきたけは石づきを落とし，もやしはできるだけそろえる。にんじんはえのきたけの長さに合わせせん切りに，アスパラガスは長さをそろえて切る。
② 牛肉を広げ，野菜を芯にして巻く。
③ フライパンを熱し油を引き，②をふたをして焼き，塩，しょうゆで味をつける。
④ ③を器に盛り，キャベツのせん切りを添える。

●ボリュームアップの一品として。

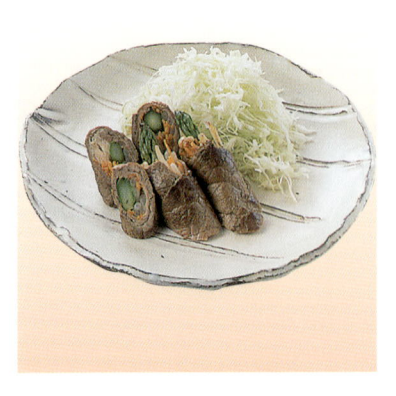

E(kcal)	P(g)	F(g)	食塩(g)
173	14.3	10.5	1.0

具だくさんオムレツ

材料・分量（目安量）

卵	50 g	ピーマン	8 g
えのきたけ	15 g	油	5 g
たまねぎ	15 g	塩	0.8 g
にんじん	3 g	こしょう	(少々)

作り方
① えのきたけは石づきを落とし2cm長さに切る。
② たまねぎはみじん切り，にんじん，ピーマンはせん切りにする。
③ テフロン加工のフライパンで①，②を炒め，分量の半分の塩で味をつける。
④ 卵は割りほぐし残りの塩，こしょうを入れ，油を熱したテフロン加工のフライパンに卵を流し入れ，次に③を加え，オムレツの形にまとめる。

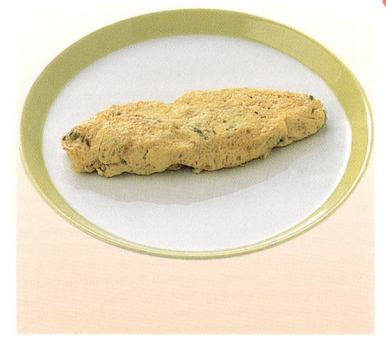

● オムレツの具はしめじ，しいたけ，たけのこ，トマトなどでもよい。

E(kcal)	P(g)	F(g)	食塩(g)
133	6.8	10.2	1.0

いわし団子

材料・分量（目安量）

いわし	40 g	みそ	5 g
たまねぎ	15 g	かたくり粉	5 g
しょうが	2 g	油	5 g
ごはん	10 g	青じそ	2 g（1枚）

作り方
① いわしは手開きで頭と尾と中骨を取る。フードプロセッサーでいわしとたまねぎをみじんにする。
② ①をボールに移し，しょうが，ごはん，みそを加えしっかり混ぜる。
③ 好みの大きさに丸め，かたくり粉をまぶして170度の油で揚げる。

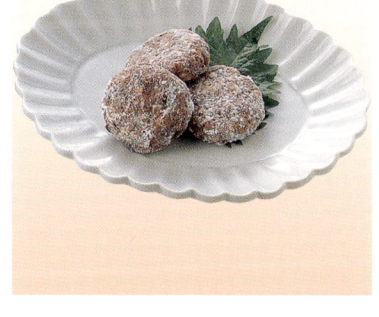

● いわしはEPA，DHAがたっぷり，新鮮なものを買い求めて。

E(kcal)	P(g)	F(g)	食塩(g)
150	9.6	7.3	0.7

巣ごもりたまご

材料・分量（目安量）

卵	50 g	大豆油	3 g
はくさい	100 g	しょうゆ	8 g
にんじん	20 g	だし汁	10 g

作り方
① はくさいは芯の部分と葉の部分に分けて一口大に切り，にんじんは短冊切りに切る。
② 鍋に油を引きはくさいの芯から炒め，次ににんじん，はくさいの葉の部分を入れて炒め，だしを加えて味をつける。
③ はくさいがしんなりしたらくぼみを作り，卵を割り落とし，弱火で煮る。

● はくさいがたっぷりいただける。

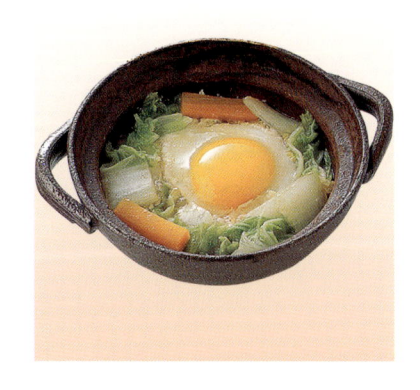

E(kcal)	P(g)	F(g)	食塩(g)
133	8.2	8.4	1.5

組合せ料理例

組合せ料理例

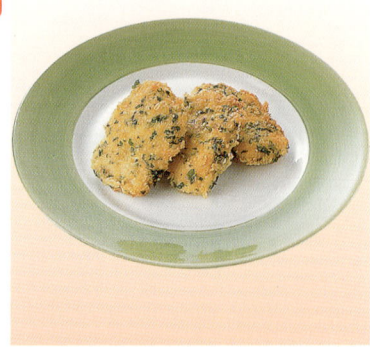

主菜

鶏肉の香草焼き

材料・分量（目安量）

鶏肉（むね）	60 g	パン粉	5 g
塩	0.5 g	バジル	（少々）
こしょう	（少々）	パセリ	（少々）
卵	3 g	粉チーズ	1 g
小麦粉	5 g	オリーブ油	4 g

作り方

① 鶏肉はそぎ切りにして塩こしょうをしておく。
② 卵は割りほぐしておく。
③ 小麦粉にパン粉、バジル、パセリのみじん切りと粉チーズを混ぜる。
④ ①の鶏肉に卵をつけ③をまぶす。フライパンにオリーブ油を熱し、ふたをして焼く。

● ボリュームが欲しい時はボイルキャベツやレタス、トマトを添えて。

E(kcal)	P(g)	F(g)	食塩(g)
225	13.5	15.3	0.7

さわらの香味焼き

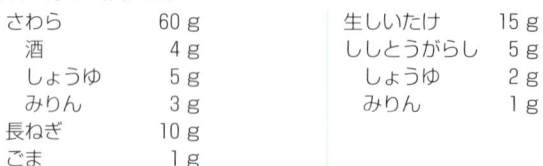

材料・分量（目安量）

さわら	60 g	生しいたけ	15 g
酒	4 g	ししとうがらし	5 g
しょうゆ	5 g	しょうゆ	2 g
みりん	3 g	みりん	1 g
長ねぎ	10 g		
ごま	1 g		

作り方

① 酒、みりん、しょうゆを合わせ、さわらを漬けておく。
② 長ねぎは小口切りにする。
③ ①に②とごまを振り網で焼く。
④ しいたけ、ししとうがらしもしょうゆとみりんで味付けして網で焼く。しいたけは半分に切って盛り付ける。

● 途中で2〜3回たれをつけて焼くと味がついておいしい。

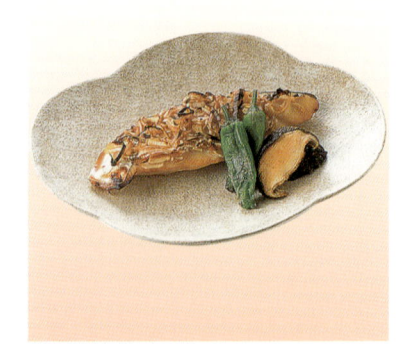

E(kcal)	P(g)	F(g)	食塩(g)
138	13.5	6.4	1.1

かれいの南蛮漬け

材料・分量（目安量）

かれい	60 g	レタス	15 g
塩	0.5 g	赤ピーマン	8 g
小麦粉	5 g	A 砂糖	2 g
油	4 g	うすくちしょうゆ	4 g
たまねぎ	20 g	酢	5 g
		だし汁	30 g

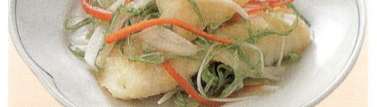

作り方

① たまねぎはうす切り、レタスはせん切り、赤ピーマンは縦半分に切り、種を取りせん切りにする。
② かれいは火が通りやすいように表と裏に切込みを入れ塩をし、小麦粉をまぶしてフライパンに油を引き焼く。
③ Aを合わせ、②を漬け込む。
④ ③の上に①をのせ漬ける。

● 揚げないで焼くと吸油量が少しカットできる。

E(kcal)	P(g)	F(g)	食塩(g)
136	12.9	4.9	1.3

糖尿病

中華和え

材料・分量（目安量）

きゅうり	30 g		ごま油	1.5 g
塩くらげ	10 g	A	酢	5 g
鶏肉（ささ身）	15 g		うすくちしょうゆ	3 g

作り方

① 塩くらげはよく洗い適当な大きさに切る。鶏肉は蒸した後，割いておく。きゅうりは短冊に切り塩もみした後，塩を洗い水を切っておく。
② ①をAで和える。

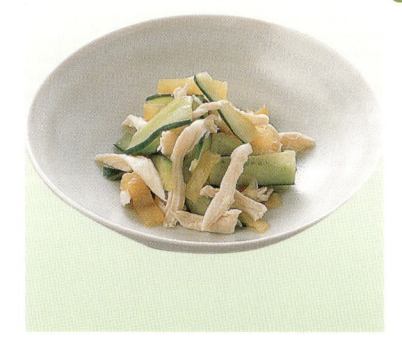

●塩くらげはしばらく水に漬けてしっかり塩を抜く。

E(kcal)	P(g)	F(g)	食塩(g)
40	4.7	1.7	0.5

千草和え

材料・分量（目安量）

卵	25 g	生しいたけ	10 g
塩	0.2 g	にんじん	5 g
油	1 g	うすくちしょうゆ	3 g
キャベツ	40 g		

作り方

① 卵に塩で味付けし，いりたまごを作る。
② キャベツ，しいたけ，にんじんは細い短冊切りにし，ゆでて水を切っておく。
③ ①と②をしょうゆで和える。

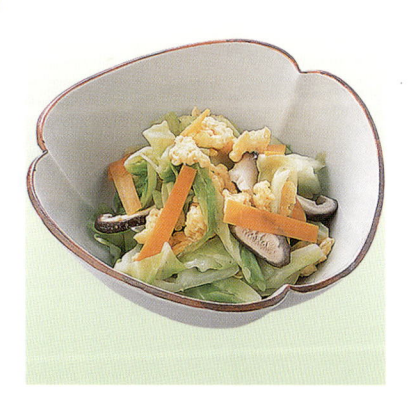

●錦糸たまごでもきれい。

E(kcal)	P(g)	F(g)	食塩(g)
61	4.1	3.7	0.8

うに和え

材料・分量（目安量）

ながいも	50 g	練りうに	5 g
なめこ（水煮缶詰）	20 g	うすくちしょうゆ	3 g
切りみつば	3 g	みりん	1 g

作り方

① ながいもは1cmの角切りにする。なめこは水で洗ってぬめりを取っておく。みつばは3cm程度に切って，さっとゆでる。
② うにと調味料を合わせ和え衣を作り，①を和える。天盛にする。

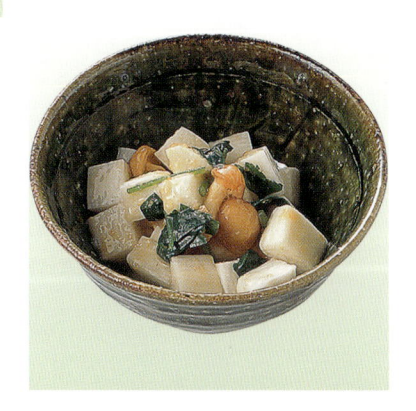

●交換表の表1を他のメニューで使用するときは，ながいもの代わりにだいこんでもよい。

E(kcal)	P(g)	F(g)	食塩(g)
47	2.2	0.3	0.8

副菜

組合せ料理例

組合せ料理例

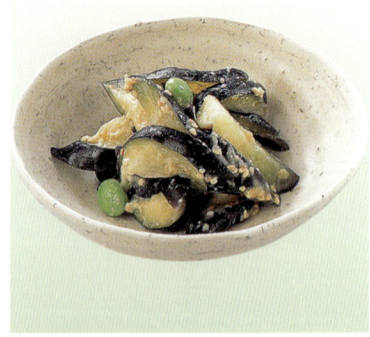

副菜

なすごまみそ和え

材料・分量（目安量）

なす	80 g	みそ	8 g
えだまめ	5 g	みりん	1 g
すりごま	1.5 g		

作り方
① なすは食べやすい大きさに切り，塩をしてしんなりさせた後，洗ってしぼっておく。
② えだまめはゆでておく。
③ ごまはよくすってみそ，みりんと合わせ，和え衣を作る。
④ ①〜③を和える。

E(kcal)	P(g)	F(g)	食塩(g)
53	2.5	1.4	0.5

● 一夜漬けのなすも和え物に利用できます。合わせ調味料なしでOK。

キャベツのみそマヨ和え

材料・分量（目安量）

キャベツ	40 g	マヨネーズ	5 g
きゅうり	20 g	みりん	1 g
竹輪	10 g	だし汁	2 g
西京みそ	8 g		

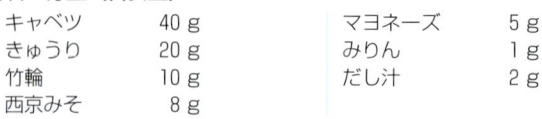

作り方
① キャベツは短冊に切りゆでてしぼっておく。きゅうりは短冊切りにし，塩でもみ，しんなりした後，洗ってしぼっておく。竹輪も切っておく。
② みそ，マヨネーズ，みりん，だし汁を混ぜ合わせ，和え衣を作る。
③ ①と②を和える。

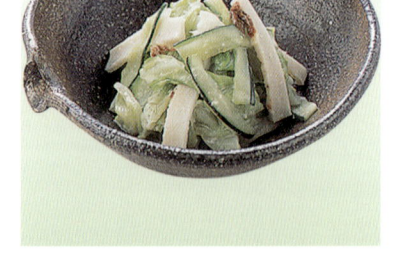

E(kcal)	P(g)	F(g)	食塩(g)
77	3.0	4.5	1.3

● みそとマヨネーズがマッチしておいしい。

かぶのスープ煮

材料・分量（目安量）

ベーコン	15 g	うすくちしょうゆ	5 g
かぶ	40 g	塩	0.3 g
にんじん	15 g	水	80 g
キャベツ	25 g	中華だし	（少々）
マッシュルーム	10 g		

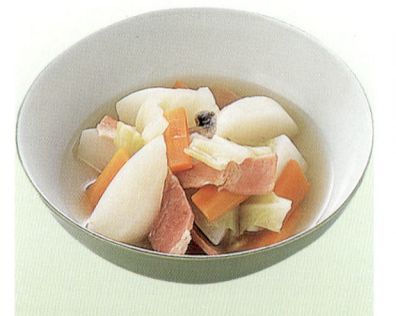

作り方
① 適当な大きさに切った材料を鍋に入れ，水から火にかける。
② 材料に火が通ったら調味料で味を調える。

E(kcal)	P(g)	F(g)	食塩(g)
55	3.8	2.3	1.4

● ベーコンは赤身ベーコンを用いて，朝食の一品にもどうぞ。

糸こんにゃくのたらこ和え

材料・分量（目安量）

しらたき	40 g	たらこ	10 g
うすくちしょうゆ	1 g	木の芽	（1枚）
だし汁	20 g		

作り方

① しらたきはだし汁としょうゆで煮て下味をつけ，水を切っておく。
② たらこは軽く焼いて，ほぐしておく。
③ ①と②を和えて，木の芽を添える。

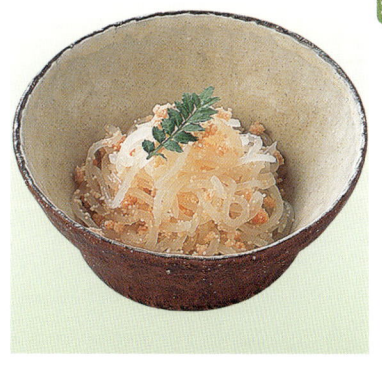

●物足りないときのもう一品として。

E(kcal)	P(g)	F(g)	食塩(g)
18	2.6	0.5	0.6

きのこのおろし和え

材料・分量（目安量）

しいたけ	35 g	だいこん	40 g
しょうゆ	1 g	酢	5 g
みりん	0.5 g	うすくちしょうゆ	2 g
なめこ（水煮缶詰）	20 g	塩	0.3 g
きゅうり	20 g		

作り方

① しいたけはしょうゆ，みりんで味をつけた後，網焼きにして一口大に切る。なめこは水で洗ってぬめりを取る。きゅうりも一口大に切る。だいこんはおろして軽く水を切っておく。
② 酢，しょうゆ，塩で三杯酢を作り，①を合わせて和える。

●えだまめなどを入れてもおいしい。

E(kcal)	P(g)	F(g)	食塩(g)
23	1.9	0.2	0.8

切干しだいこんの酢の物

材料・分量（目安量）

切干しだいこん	8 g	酢	3 g
ラディッシュ	5 g	うすくちしょうゆ	2 g
刻み昆布	2 g	だし汁	5 g

作り方

① 切干しだいこんはぬるま湯に漬けて戻す。ラディッシュは輪切りにする。こんぶは水に漬けて戻しておく。
② 酢，うすくちしょうゆ，だし汁を合わせて，①と和える。

●歯ごたえがあるので，満腹感が増す。

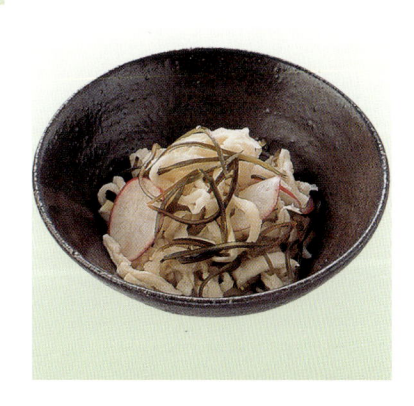

E(kcal)	P(g)	F(g)	食塩(g)
27	0.7	0.1	0.6

副菜

組合せ料理例

組合せ料理例

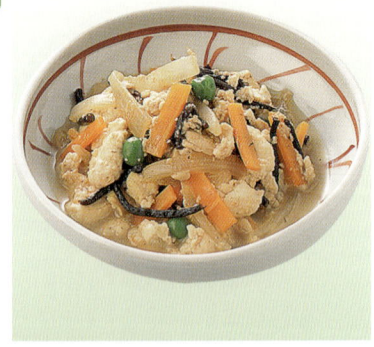

副菜

いり豆腐

材料・分量（目安量）

木綿豆腐	80 g	グリンピース	3 g
ひじき	2 g	油	2 g
たまねぎ	20 g	砂糖	1.5 g
にんじん	8 g	しょうゆ	8 g
卵	5 g	だし汁	15 g

作り方

① 豆腐はさっとゆでてからざるに上げ水を切る。ひじきはぬるま湯で戻しておく。たまねぎ，にんじんは食べやすい大きさに切る。
② ひじき，たまねぎ，にんじんを炒めて火が通ったら，①の豆腐を形をくずしながら加えて味をつける。
③ 全体に味がしみたところでつなぎの卵を混ぜ，グリンピースを混ぜる。

●青味は長ねぎでもおいしい。

E(kcal)	P(g)	F(g)	食塩(g)
111	7.3	6.0	1.3

ところてんの酢の物

材料・分量（目安量）

ところてん	40 g	ごま	1 g
きゅうり	15 g	ノンオイルドレッシング	15 g
ミニトマト	25 g		

作り方

① ところてんは水で洗って，食べやすい長さに切る。きゅうりは短冊切りにしておく。トマトは4つに切る。
② ①をノンオイルドレッシングで和え，さっといったごまをかける。

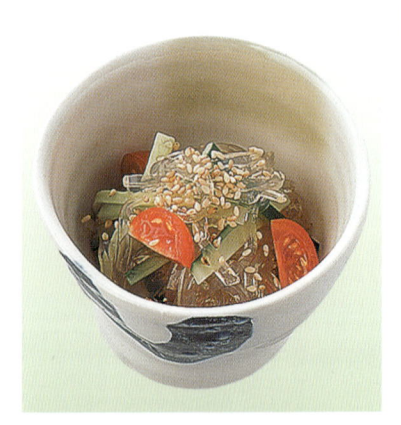

●簡単で低エネルギーな1品。

E(kcal)	P(g)	F(g)	食塩(g)
28	1.2	0.6	1.1

ピーマンのみそ炒め

材料・分量（目安量）

ピーマン	30 g	みそ	6 g
なす	50 g	砂糖	2 g
竹輪	15 g	酒	(少々)
		だし汁	20 g
		油	2 g

作り方

① ピーマン，なす，竹輪は乱切りにしておく。
② みそ，砂糖，酒，だし汁を混ぜ調味液を作っておく。
③ ①を炒めて火が通ったところで，②の調味液をからめる。

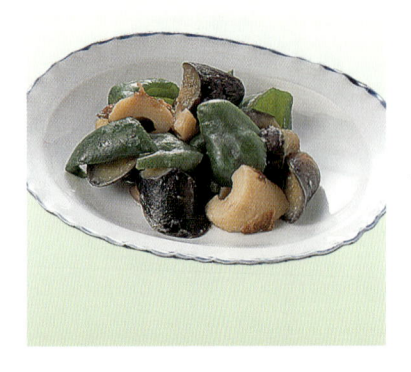

●油と相性の良い野菜を使って。

E(kcal)	P(g)	F(g)	食塩(g)
74	3.5	2.8	1.1

もやしとわかめのごま和え

材料・分量（目安量）

もやし	30 g	すりごま	1.5 g
カットわかめ	2 g	うすくちしょうゆ	4 g
はるさめ	5 g	ごま油	0.5 g

作り方
① もやしはさっとゆでる。わかめは水で戻しておく。はるさめは食べやすい長さに切ってゆでる。
② ①をしょうゆ，ごま油で和え，すりごまを振る。

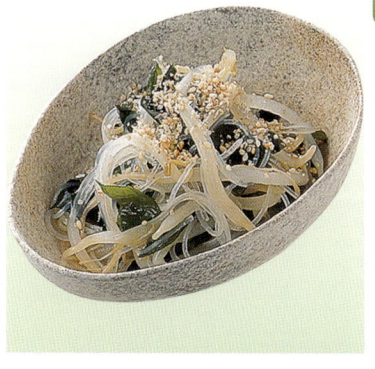

●はるさめの代わりにところてんを使用するとより低エネルギーに。

E(kcal)	P(g)	F(g)	食塩(g)
40	1.5	1.4	1.1

キムチ和え

材料・分量（目安量）

だいこん	40 g	はくさいキムチ	20 g
きゅうり	30 g	うすくちしょうゆ	2 g

作り方
① だいこん，きゅうりは1cm位の角切りにして塩もみをして，しんなりしたら洗って水を切っておく。
② ①とはくさいキムチをうすくちしょうゆで和える。

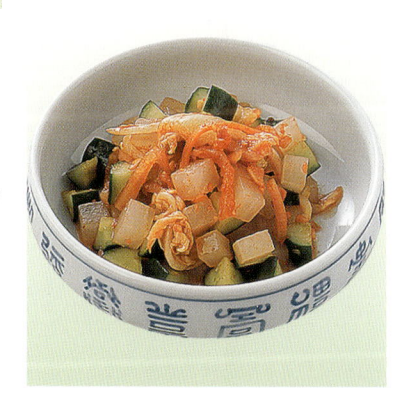

●漬物が食べたい時に。

E(kcal)	P(g)	F(g)	食塩(g)
22	1.1	0.1	0.8

いかときゅうりのソテー

材料・分量（目安量）

いか	40 g	塩	0.6 g
きゅうり	40 g	こしょう	（少々）
オリーブ油	3 g		

作り方
① いか，きゅうりを短冊切りにする。
② いかから炒め火が通ったら，きゅうりを入れさっと火を通す。
③ 塩，こしょうで味付けする。

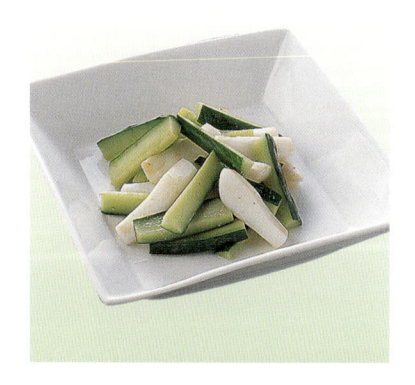

●きゅうりの心地よい歯ごたえを残して。

E(kcal)	P(g)	F(g)	食塩(g)
68	7.6	3.5	0.9

副菜

組合せ料理例

組合せ料理例

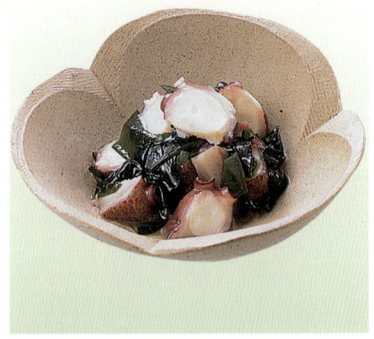

副菜

たこのわさび和え

材料・分量（目安量）

たこ（ゆで）	40 g	練りわさび	（少々）
カットわかめ	2 g	しょうゆ	3 g
（戻して20 g）			

作り方

① たこは食べやすい大きさに切っておく。わかめは水で戻し水を切っておく。
② わさび，しょうゆを混ぜ，わさびしょうゆを作っておく。
③ ①と②を和える。

E(kcal)	P(g)	F(g)	食塩(g)
35	7.2	0.4	1.2

●酢みそ和えにもよく合う。

ジャーマンポテト

材料・分量（目安量）

ベーコン	15 g	オリーブ油	3 g
じゃがいも	40 g	固形コンソメ	0.5 g
たまねぎ	20 g	塩	0.5 g
パセリ	1 g	こしょう	（少々）

作り方

① じゃがいもは短冊に切って水にさらしておく。ベーコンも短冊にする。たまねぎはくし切りにし，パセリはみじん切りにしておく。
② ベーコン，じゃがいも，たまねぎを炒め，火が通ったところで味付けをしパセリを振る。

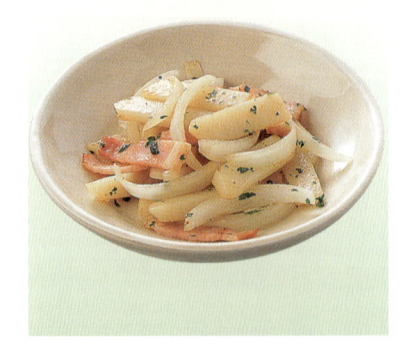

E(kcal)	P(g)	F(g)	食塩(g)
99	3.4	5.3	1.0

●ベーコンは赤身ベーコンを用いる。

中華風煮浸し

材料・分量（目安量）

かに（水煮缶詰）	20 g	中華だし	（少々）
こまつな	35 g	しょうゆ	5 g
にんじん	10 g	みりん	1 g
カットわかめ	2 g		
（戻して20 g）			

作り方

① こまつなは一口大に切り，にんじんは短冊に切っておく。わかめは水で戻し水を切っておく。
② にんじん，こまつなの芯の部分を火にかけ，水が出てきたところで，かに，こまつなの葉を入れる。
③ 調味料で味付けしてからわかめを加え，全体に味がしみたら完成。

E(kcal)	P(g)	F(g)	食塩(g)
32	4.6	0.2	1.6

●ごま油（2 g）を入れてもよい。

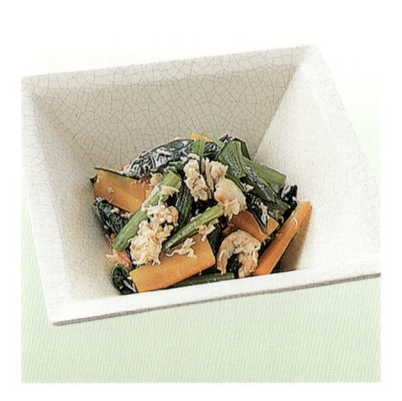

抹茶オレ

材料・分量（目安量）
- 抹茶　　　　1 g
- 牛乳　　　　150 g
- マービー　　5 g

作り方
① 温めた牛乳に抹茶とマービーを混ぜる。

● くつろぎの1杯をどうぞ。

E(kcal)	P(g)	F(g)	食塩(g)
112	5.3	5.8	0.2

コーヒーゼリー

材料・分量（目安量）
A
- インスタントコーヒー　1 g
- 粉寒天　　0.5 g
- マービー　　8 g
- 水　　　　100 g

B
- マービー　5 g
- 水　　　　5 g

- 牛乳　　　15 g

作り方
① Aの水に寒天を振り入れ火にかけ煮溶かす。これにコーヒーとマービーを溶かす。粗熱が取れたら型に入れて冷やし固める。
② Bを弱火にかけ茶色く色がついたら牛乳を混ぜ、固まった①にかける。

● 作り置きができる。

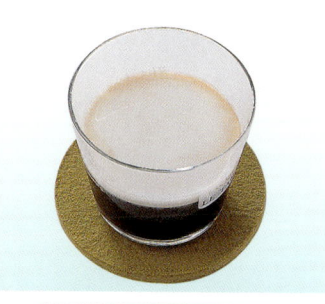

E(kcal)	P(g)	F(g)	食塩(g)
34	0.6	0.6	0.0

ワインゼリー

材料・分量（目安量）
A
- りんご　　35 g
- レモン果汁　1 g
- マービー　　5 g
- 水　　　　（適量）

- 赤ワイン　　30 g
- マービー　　8 g
- 水　　　　70 g
- 粉寒天　　0.5 g

作り方
① Aを合わせてりんごが軟らかくなるまで煮る。
② 水に寒天を振り入れふやかしてから火にかけ、寒天が煮溶けたところでワインとマービーを入れる。ゼリー型に①と②を入れ冷やして固める。

● 赤ワインを紅茶に替えてもよい。

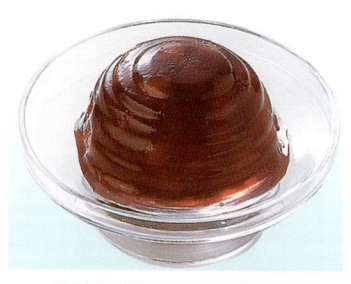

E(kcal)	P(g)	F(g)	食塩(g)
63	0.1	0.0	0.0

オレンジムース

材料・分量（目安量）
A
- ゼラチン　　0.5 g
- 熱湯　　　　10 g
- オレンジ（果汁）50 g
- パルスイート　3 g

A
- 鶏卵・卵黄　3 g
- 鶏卵・卵白　3 g
- 生クリーム　10 g
- パルスイート　1 g

B
- オレンジ（果肉）50 g
- ゼラチン　　0.5 g
- 熱湯　　　　30 g
- パルスイート　1 g

作り方
① Aの熱湯にゼラチンを振り入れ溶かす。これとAのオレンジの絞り汁、パルスイートを入れてパルスイートを煮溶かす。冷えた後卵黄を混ぜる。
② 生クリームとパルスイートを混ぜ八分立てまで泡立てる。卵白も角が立つまで泡立て、①と泡立てた生クリーム、卵白を軽く混ぜる。これを型に入れて冷やし固める。
③ Bのゼラチン、パルスイートを熱湯で溶かし、とろみがついたらオレンジの果肉を加え、②で固まったムースの上に流し固める。

● 本格的な味わいを。

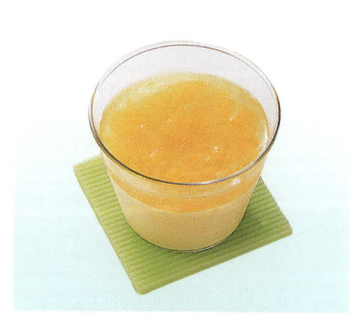

E(kcal)	P(g)	F(g)	食塩(g)
104	2.7	5.6	0.0

組合せ料理例

組合せ料理例

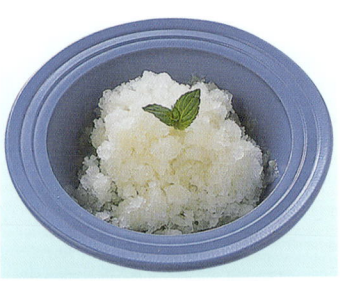

デザート・間食

洋なしのシャーベット

材料・分量（目安量）

西洋なし	50 g	パルスイート	2.5 g
水	20 g	ミントの葉	（1枚）

作り方
① 水を沸騰させ火からおろし，パルスイートを溶かし冷ます。これと西洋なしをミキサーにかける。
② ①をバットに流し冷凍庫で固める。固まったらフォークでシャーベット状にする。器に盛り，ミントの葉を飾る。

●空気を混ぜるようにするとシャーベット状になりやすい。

E(kcal)	P(g)	F(g)	食塩(g)
27	0.2	0.1	0.0

杏仁豆腐

材料・分量（目安量）

A:
- 低脂肪乳　25 g
- 寒天　0.2 g
- 水　20 g
- マービー　3 g
- バニラエッセンス　0.1 g

- キウイ　25 g
- りんご　25 g
- バナナ　25 g

B:
- マービー　8 g
- 水　30 g

作り方
① Aの水に寒天を振り入れ火にかけて煮溶かした後，残りの材料と合わせ粗熱を取る。バットに流し冷やし固める。
② Bを加熱してシロップを作り冷まし，カットしたAとフルーツを入れる。

●こんにゃくもちなどを入れるとさらにボリュームアップできる。

E(kcal)	P(g)	F(g)	食塩(g)
78	1.5	0.4	0.1

フルーツポンチ

材料・分量（目安量）

- いちご　20 g
- キウイ　20 g
- パインアップル　20 g
- グレープフルーツ　20 g

A:
- レモン果汁　1 g
- 炭酸水　30 g
- パルスイート　3 g

作り方
① Aを混ぜ合わせシロップを作る。
② カットしたフルーツにシロップを合わせる。

●シロップに少量のラム酒などを混ぜてもよい。

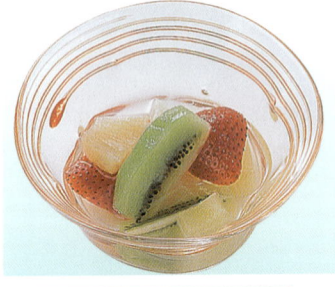

E(kcal)	P(g)	F(g)	食塩(g)
35	0.7	0.1	0.0

プリン

材料・分量（目安量）

A:
- 卵　15 g
- 低脂肪乳　45 g
- マービー　8 g
- バニラエッセンス　0.1 g

B:
- マービー　3 g
- 水　3 g

- バナナ　30 g
- キウイ　20 g

作り方
① Aを混ぜ合わせ濾しておく。Bを弱火にかけカラメルを作る。
② プリン型にカラメルを入れ上から卵液を流し，約15分ほど蒸す。
③ ②を型から出し器に盛り，フルーツを添える。

●カラメルが煮詰まりそうになったら水を足しながら加熱する。

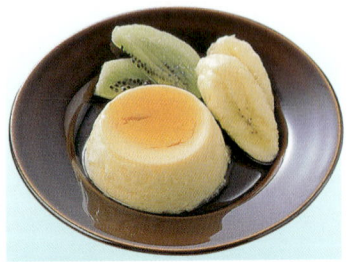

E(kcal)	P(g)	F(g)	食塩(g)
98	4.1	2.1	0.2

糖尿病

肥満症

肥満症の医学 ……………… 84
医師：田中　明（女子栄養大学）

栄養食事療法 ……………… 90
管理栄養士：渡邉早苗（女子栄養大学）

食事計画｜献立例 ……………… 98
管理栄養士：松田康子（女子栄養大学）

組合せ料理例 ……………… 122
管理栄養士：松田康子（女子栄養大学）

肥満症の医学

Ⅰ. 肥満症の概要

❶ 肥満は体脂肪の増加

　肥満とは脂肪組織に脂肪（トリグリセリド）が過剰に蓄積した状態です。浮腫（むくみ）でも体重増加を起こしますが，肥満とはいいません。したがって，正確には体脂肪量を測定する必要があります。また，医学的にみて治療を必要とする肥満を肥満症と呼び疾患として扱います。

　食欲を調節する食欲中枢には摂食中枢と満腹中枢があり，いずれも間脳の視床下部に存在します。血糖値が上昇すると，満腹中枢が刺激されて満腹感を生じ食べることを中止します。血糖値が低下すると，摂食中枢が刺激されて空腹感を生じ食欲が亢進します。

❷ 肥満の原因

1. 過食・運動不足

　摂取エネルギーが消費エネルギーを上回る結果，肥満を生じます。したがって，過食による摂取エネルギー増加，運動不足による消費エネルギーの減少は肥満を引き起こします。

2. 摂食習慣の異常

　摂食習慣の異常が肥満の原因となります。「早食い」は満腹感を覚える前に過食してしまいます。「固め食い」は食事回数が少なく，絶食時間が長いために空腹感が強く，一度に大食してしまいます。「ながら食い」は本やテレビをみながら，無意識のうちに過食をしてしまいます。「代理摂食」は空腹感がないのにさまざまな原因で過食をする場合です。例えば精神的ないらいらから過食してしまう「いらいら食い」，友達に食事を誘われると空腹でないのに付き合って食べてしまう「付き合い食い」，おいしそうな料理を見るとつい食べてしまう「衝動食い」，残すのがもったいないという気持ちから食べてしてしまう「残飯食い」などがあります。

3. 遺伝性原因

　脂肪組織の脂肪量が増加すると脂肪細胞から肥満抑制物質のレプチンが分泌されます。レプチンは視床下部の満腹中枢にあるレプチン受容体を刺激して摂食を中止します。レプチンの欠損やレプチン受容体異常のため，満腹中枢が刺激されず過食となり，肥満を生じる遺伝性肥満の存在が明らかにされました。血中レプチン濃度はレプチン欠損では低値，レプチン受容体異常では高値になります。原発性（単純性）肥満患者の血中レプチン濃度は高値で，レプチン受容体の異常が原因と考えられます。

アドレナリンβ3受容体は脂肪組織に多く分布するアドレナリン受容体の1つです。脂肪細胞には白色脂肪細胞と褐色脂肪細胞がありますが、白色脂肪細胞では脂肪分解、褐色脂肪細胞は体熱の産生に働いています。アドレナリンβ3受容体遺伝子異常があると白色脂肪細胞では脂肪分解の減少、褐色脂肪細胞では体熱産生低下により、脂肪の消費が減少するために肥満を生じます。日本人はアドレナリンβ3受容体遺伝子異常の頻度が高く、約36％に認めます。

❸ 肥満の分類

1．原発性（単純性）肥満と2次性肥満

肥満の90％は過食と運動不足を主な原因として生じる原発性（単純性）肥満です。2次性肥満は特定の疾患から2次的に生じる肥満で、内分泌性肥満、視床下部性肥満、遺伝性肥満があります。

内分泌性肥満は内分泌疾患により生じる肥満で、クッシング症候群[*1]、甲状腺機能低下症[*2]、インスリノーマ[*3]などがあります。

視床下部性肥満は視床下部の腫瘍や炎症性疾患、外傷などによる肥満です。これら病変は食欲中枢を刺激して肥満を生じます。

遺伝性肥満は遺伝性の先天的異常により生じる肥満です。多くは、知能低下、神経系の異常（聴力障害、視力障害など）、性腺発育異常、四肢などの外形異常を伴います。

2．脂肪の分布による分類（図1）

脂肪の蓄積する部位により、内臓脂肪型肥満と皮下脂肪型肥満に分類されます。内臓脂肪型肥満は体型の特徴から上半身肥満、りんご型肥満、皮下脂肪型肥満は下半身肥満、洋梨型肥満と表現されます。内臓脂肪型肥満は、皮下脂肪型肥満に比べ、糖尿病、高血圧、脂質異常などの動脈硬化危険因子の合併頻度が高く、動脈硬化症発症の高リスク状態です。

[*1] 副腎皮質ホルモン（糖質コルチコイド）の過剰により生じる疾患。躯幹が肥満し四肢が細い中心性肥満を認める。

[*2] 甲状腺ホルモン分泌減少により、代謝が低下して肥満になる。

[*3] 膵臓β細胞の腫瘍で、インスリン分泌が過剰に分泌する。

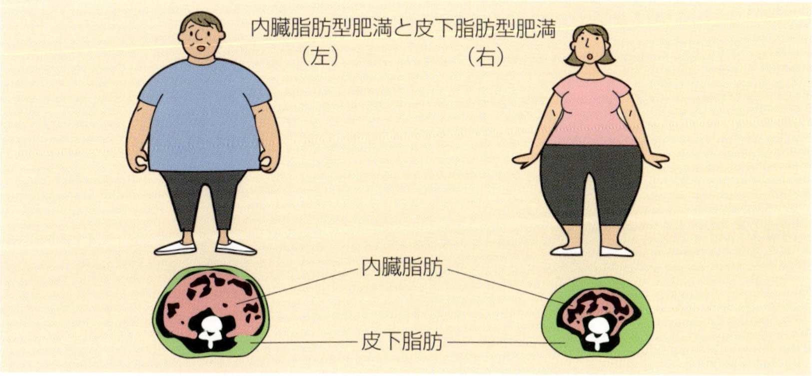

図1　体型による肥満の分類

表1　肥満の合併症

脂肪細胞の質的異常（内臓脂肪蓄積）による合併症　25≦BMI＜30が多い（メタボリックシンドロームに相当） 　1．脂質異常　　高トリグリセリド血症 　　　　　　　　低HDLコレステロール血症 　　　　　　　　高コレステロール血症 　2．高血圧 　3．糖尿病・耐糖能障害 　4．動脈硬化性疾患　冠動脈疾患：心筋梗塞，狭心症 　　　　　　　　　　脳硬塞：脳血栓，一過性脳虚血 　　　　　　　　　　下肢動脈硬化症 　5．脂肪肝（非アルコール性脂肪性肝炎を含む） 　6．高尿酸血症・痛風
脂肪細胞の量的異常による合併症　30≦BMIが多い 　1．呼吸器疾患　　睡眠時無呼吸症候群，ピックウイック症候群 　2．骨・関節疾患　変形性膝関節症など 　3．月経異常
精神的疾患　　無気力，無関心，精神活動の遅鈍

❹ 肥満の合併症

1．脂肪細胞の質的異常による合併症（メタボリックシンドローム）

特に，内臓脂肪蓄積により生じる合併症です（表1）。

1 メタボリックシンドローム

内臓脂肪型肥満は，高血圧，脂質異常，糖尿病などの動脈硬化危険因子を合併しやすく，これら危険因子が関連し合って心筋梗塞，狭心症，脳梗塞などの動脈硬化性疾患を発症します。このような病態をメタボリックシンドロームと呼び，診断基準が2005年に発表されました（第8巻参照）。

メタボリックシンドロームでは，過食，運動不足などの生活習慣の乱れにより生じる内臓脂肪蓄積が基盤的原因となり，高血圧，脂質異常，糖尿病を発症します。したがって，高血圧，脂質異常（特に，高トリグリセリド血症，低HDLコレステロール血症），糖尿病は肥満の合併症といえます。肥満の合併症の中で，内臓脂肪蓄積という脂肪細胞の質的異常により発症するものは，メタボリックシンドロームの病態そのものと考えられます。

脂肪肝[*4]，高尿酸血症・痛風[*5]も脂肪細胞の質的異常による合併症，すなわちメタボリックシンドロームに関連する合併症です。

2 アディポサイトカイン[*6]の働き（図2）

アディポサイトカインには，TNFα，PAI-1，脂肪酸（FFA），アンジオテンシノーゲン，レプチン，レジスチン，アディポネクチンなどがあります（第8巻の「メタボリックシンドローム」の項を参照）。

TNFα，脂肪酸，レジスチンはインスリン抵抗性（作用低下）を引き起こ

[*4] 肝細胞に過剰のトリグリセリドが蓄積した状態。内臓脂肪蓄積は非アルコール性脂肪性肝炎の発症を増加させる。

[*5] 血中尿酸濃度は内臓脂肪蓄積による。高尿酸血症は急性の関節炎発作（痛風），尿路結石，腎機能障害を起こす。

[*6] エネルギーの貯蔵庫として働くのみでなく，さまざまな作用を持った物質を産生・分泌している。

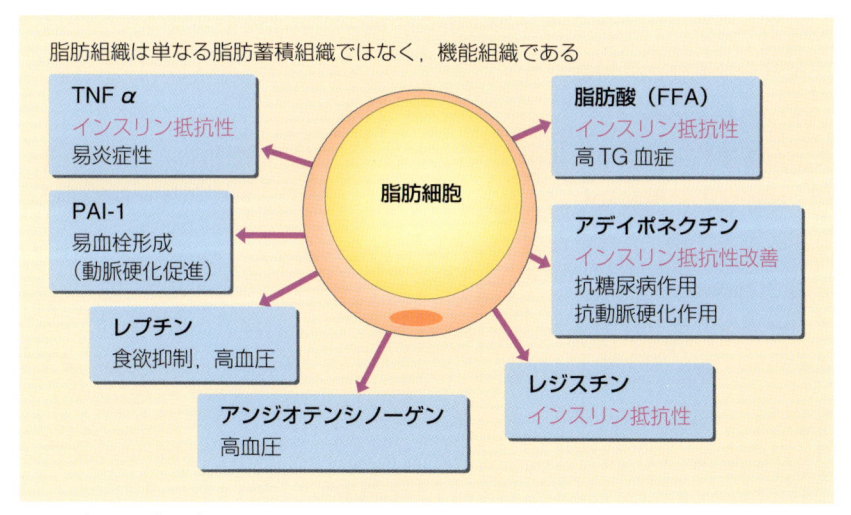

脂肪組織は単なる脂肪蓄積組織ではなく，機能組織である

- TNFα
  インスリン抵抗性
  易炎症性
- PAI-1
  易血栓形成
  （動脈硬化促進）
- レプチン
  食欲抑制，高血圧
- アンジオテンシノーゲン
  高血圧
- 脂肪酸（FFA）
  インスリン抵抗性
  高TG血症
- アディポネクチン
  インスリン抵抗性改善
  抗糖尿病作用
  抗動脈硬化作用
- レジスチン
  インスリン抵抗性

（脂肪細胞）

図2　主なアディポサイトカインの種類と作用

します。インスリン抵抗性（作用低下）は糖尿病を発症させます。またインスリン抵抗性（作用低下）は血中トリグリセリドの分解とHDLコレステロールの産生を抑制して高トリグリセリド血症と低HDLコレステロール血症の脂質異常を生じさせたり，高血圧を引き起こします。アンジオテンシノーゲンは直接高血圧を引き起こします。レプチンは食欲抑制と高血圧を生じさせます。脂肪酸は肝臓におけるトリグリセリド合成の原料になり，その増加は高トリグリセリド血症を生じさせます。PAI-1は血液凝固，血栓形成に働き，直接動脈硬化の原因になります。これらのアディポサイトカインは，脂肪細胞の増加で分泌が亢進しますが，アディポネクチンは逆に減少します。アディポネクチンはインスリン抵抗性（作用低下）を改善して，糖尿病，高血圧，脂質異常の発生を抑制するので動脈硬化抑制に働きます。血中アディポネクチン濃度は動脈硬化性疾患では減少します。このほかにも未知のアディポサイトカインがさまざまな働きをしていることが推定されています。

メタボリックシンドロームは内臓脂肪蓄積を基盤的原因とした1つの疾患と考えられますので，内臓脂肪を減量することで，高血圧，脂質異常，糖尿病を改善させることができます。また，高血圧，脂質異常，糖尿病は軽症でも重複することにより大きな動脈硬化リスクになりますので，軽症でも確実に治療することが重要です。

2．脂肪細胞の量的異常による合併症

主に全身の脂肪細胞の増加により生じる合併症です（表1）。

1 呼吸器疾患

胸腔や気道に脂肪が蓄積するため，呼吸による酸素取り込み，二酸化炭素排出（換気量）が低下し，血中の酸素濃度低下と二酸化炭素濃度増加を起こします。血中酸素濃度低下や二酸化炭素濃度増加は眠気，意識レベルの低下

*7 脂肪による気道の閉塞のために睡眠時の一時的な呼吸停止を繰り返し，換気量が低下する。

*8 胸腔の脂肪蓄積のために呼吸が浅くなり，換気量が低下し，1日中眠い状態が続く。

を起こします。このような原因により発症するのが睡眠時無呼吸症候群*7 やピックウイック症候群*8 です。

2 骨，関節疾患

体重増加による加重負荷は変形性膝関節症，変形性股関節症，変形性脊椎症，腰痛症の原因になります。変形性膝関節症は中高年に多発する膝関節痛を伴う疾患ですが，体重増加は症状を悪化します。

3 月経異常

月経異常とは月経周期の異常，月経量の異常，無月経を含み，不妊，妊娠，分娩異常の原因となります。肥満，特に，内臓脂肪型肥満では月経異常の発症頻度が増加します。また，体重減少は月経異常を改善します。

3．精神的疾患

肥満は物事に対する無気力，無関心，精神活動の遅鈍を生じます。

II．肥満症の検査と診断

❶ 体脂肪量の測定

簡単な方法として，皮脂厚計による方法とインピーダンス法があります。皮脂厚計で肩甲骨下部と上腕部の2カ所で皮下脂肪を挟み，その厚さを測定します。合計した数値が男性で40 mm，女性で45 mmを超えた場合，異常とします。インピーダンス法は生体に微量の電気を流し，その抵抗により体脂肪率を測定します。

❷ 体格指数（Body Mass Index：BMI）

体重kg／（身長m)^2 を計算します。日本人ではBMI 25以上を肥満，18.5以上25未満を普通体重と判定します（表2）。BMI 22が最も有病率が低い

表2　肥満の程度による日本とWHO基準の比較

BMI値	日本肥満学会基準	WHO基準
BMI＜18.5	低体重	Underweight
18.5≦BMI＜25.0	普通体重	Normal range
25.0≦BMI＜30.0	肥満（1度）	Preobese
30.0≦BMI＜35.0	肥満（2度）	Obese I
35.0≦BMI＜40.0	肥満（3度）	Obese II
40.0≦BMI	肥満（4度）	Obese III

ことから，BMI 22 になるような体重 [(身長 m)^2 × 22] を計算して，これを標準体重とします。

WHO（世界保健機関）の基準では BMI 30 以上を肥満と判定しており，日本の基準と異なっています。しかし，25 ≦ BMI < 30（肥満 1 度）の日本人の割合は男性 21.4 ％，女性 18.9 ％にも達しますが，30 ≦ BMI の割合は 3 ％以下にすぎません。また，25 ≦ BMI < 30（肥満 1 度）は内臓脂肪型肥満が大半を占め，脂質異常，高血圧，糖尿病の頻度も高く，肥満治療の重要な対象となります。

❸ 内臓脂肪型肥満の検査と診断

1．ウエスト，ヒップの測定

メタボリックシンドロームの診断には立位，軽呼気時に測定した臍レベルでのウエスト周囲径が用いられています。男性 85 cm，女性 90 cm 以上を上半身（内臓脂肪型）肥満と判定します。この数値は CT スキャンによる内臓脂肪面積 100 cm^2 に相当します。また，ウエスト／ヒップ比が男性 1.0，女性 0.9 以上を上半身肥満と判定します。

2．CT スキャンによる判定

臍の高さで腹部 CT スキャンを撮影し，腹腔内の内臓脂肪面積が 100 cm^2 以上，内臓脂肪面積／皮下脂肪面積比 0.4 以上を内臓脂肪型肥満と判定します。内臓脂肪面積 100 cm^2 以上では脂質異常，高血圧，糖尿病の合併率が増加します。

Ⅲ．肥満症の治療

肥満症の治療には，食事療法[*9]，運動療法[*10]，行動療法[*11]，薬物療法[*12]，外科療法[*13]がありますが，基本は食事療法と運動療法で，行動療法による生活指導を取り入れます。肥満症治療の最終目的は，体重減少ではなく，肥満から生じる合併症の改善です。したがって，脂肪細胞の質的異常による肥満症と脂肪細胞の量的異常による肥満症に分けて治療を進めます。

脂肪細胞の質的異常による肥満症は，内臓脂肪蓄積によるメタボリックシンドロームに相当します。多くは 25 ≦ BMI < 30 の肥満（1 度）が対象となります。この肥満症では，軽度の体重，ウエストの減少により，脂質異常，高血圧，糖尿病などの合併症の改善が期待されることから，体重，ウエスト 5 ％減を目標とします。脂肪細胞の量的異常による肥満症は，多くは 30 ≦ BMI の重症例が対象になり，大幅な減量が必要となります。体重 10 ％減を目標とします。いずれの場合も効果判定は 3 カ月以内を目安とします。

[*9] 低エネルギー，低炭水化物，高たんぱく質，低脂肪が基本。

[*10] 体脂肪の消費，インスリン抵抗性（作用低下）の改善，心肺機能の増強をもたらす効果がある。

[*11] 日常生活の中で肥満に結びつく行動を明らかにし，それを改善する療法。

[*12] 使用可能な薬物はマジンドール。

[*13] 胃縮小術，胃バイパス術などが行われる。

栄養食事療法

Ⅰ. 栄養食事療法の考え方

　肥満症における栄養食事療法は，必須項目であり最も重要な治療法です。栄養食事療法の基本は，摂取エネルギーを消費エネルギーより少なくすることです。消費エネルギーとは基礎代謝と労作・運動で利用するエネルギーの総量であり，このエネルギーより摂取エネルギーが少なくならない限り体重は減少しません。

　肥満症の栄養食事療法は，①脂肪細胞の質的異常に起因する肥満症（糖尿病，脂質異常症，高血圧，高尿酸血症，脂肪肝，冠動脈疾患，脳梗塞）と，②脂肪細胞の量的異常に起因する肥満症（整形外科的疾患，睡眠時無呼吸症候群，月経異常）の２つに分けて考える必要があります。肥満症治療のガイドラインでは，脂肪組織の質的異常による肥満症の治療目標を，現体重の５％を３～６カ月で減量することとしています。一方，脂肪細胞の量的異常による肥満症では当面の治療目標を現体重の５～10％減においています。

　脂肪組織１kg 中の脂肪量は 800 g で，約 7,200 kcal に相当します。何 kg の体脂肪をどのくらいの期間で減量するかを計画し，毎日の食事のエネルギーを減量していきます。

　肥満症の栄養食事療法の基本は，①適切なエネルギー量の決定と摂取，②適切な栄養素の配分，③適切な食べ方の３項目です。

Ⅱ. 栄養基準

　エネルギー制限が基本ですが，エネルギー制限が厳しくなるにしたがい，通常の食事量をそのままの割合で減らすと，いくつかの栄養素は摂取不足となってしまいます。栄養基準として重要なことは，摂取エネルギーを全体に抑えながら，たんぱく質，糖質，脂質を適正に配分し，ビタミン・ミネラルが不足しないようにすることです。

❶ 摂取エネルギー

　肥満症の栄養食事療法は，1,000～1,800 kcal/日の肥満症治療食と，600 kcal/日以下の超低エネルギー食（Very Low Calorie Diet：VLCD）[1]に分類されます（表3）。肥満症治療食は，200 kcal 刻みの５段階に細分し，各エネルギーの下２桁の 00 を取り除き，18，16，14，12，10 とします。肥満の程度，年齢，性，合併症の有無，身体活動レベルなどを考慮し，どのくらいの期間で，何 kg を減量するかを計画し，摂取エネルギー量を決定します。

[1] 入院して行うのが原則である。

表3 肥満症栄養食事療法の分類

1. 肥満治療食　1,000 kcal/日以上〜1,800 kcal/日以下

名称		摂取エネルギー
肥満症治療食	18	1,800 kcal/日
	16	1,600 kcal/日
	14	1,400 kcal/日
	12	1,200 kcal/日
	10	1,000 kcal/日

2. 超低エネルギー食（VLCD）　600 kcal/日以下

表4 肥満症の栄養基準（1日当たり）

エネルギー (kcal/kg)	たんぱく質 (g/kg)	脂質 (g)	炭水化物 (g)	ビタミン・ミネラル	食物繊維 (g)
20〜25	1.0〜1.2	20〜30	100 g以上	食事摂取基準参考	20〜25

また，1日のエネルギーを1,000 kcal/日以下にしなければならない場合（超低エネルギー食の場合），通常の食事ではたんぱく質，ビタミン・ミネラルが不足するので，これらを配慮した常食形態の日本食化超低エネルギー食あるいはフォーミュラ食[*2]を利用します。フォーミュラ食は，30〜70 gの良質のたんぱく質を主成分として，糖質と必要量の必須脂肪酸，ビタミン・ミネラル，電解質を加えた液状ダイエットです。

[*2] エネルギーを低くして，たんぱく質，糖質，脂質，ビタミンなどの栄養素を調整したもの。

❷ たんぱく質

たんぱく質は，標準体重1 kg当たり1.0〜1.2 gとします（表4）。必須アミノ酸[*3]を含む動物性たんぱく質（肉，魚，乳・乳製品，卵など）を全体のたんぱく質の45〜50％摂取します。ただし，動物性たんぱく質食品は良質ですが，脂質も多く含みますので，脂質の少ない種類や部位を選択することが重要です。また，減量時のたんぱく質を大豆製品のみで摂取すると一部の必須アミノ酸が補給できないことになり，注意が必要です。VLCD食のたんぱく質源は乳たんぱく，卵白が基本成分です。

[*3] 体内で合成できず食物から摂取しなければならないアミノ酸。

❸ 糖質・脂質

一般的に，糖質は100 g/日以上，脂質はエネルギー比率で20〜25％という通常の糖尿食と同様の配分がすすめられます。現在，肥満治療食における糖質と脂質の適正組成比に関する見解は一致しておらず，糖質，脂質比は，患者の病態や食生活状況などを考慮し個々に決定します。

糖質は，中性脂肪に合成される，食後血糖値を上昇させるという特徴から制限することが望ましいですが，全く不必要ではなく1日最低100gの補給が必要です。

　脂質は必須脂肪酸の供給源，脂溶性ビタミンの吸収の溶媒となるので，摂取量を控えながら，動物性，植物性，魚油からの摂取割合を適正に維持し摂取します。一般に肥満者は，脂質代謝異常を併発する場合が多いので，多価不飽和脂肪酸[*4]の多い魚油・植物油を摂取するようにします。

❹ ビタミン・ミネラル

　ビタミン・ミネラル[*5]は，骨代謝の調節やエネルギー代謝の維持，体内のさまざまな調節のために十分に摂取する必要があります。ミネラルとしては，カルシウム，鉄，銅，マンガン，マグネシウムなどは微量ながら重要で，これらを含む野菜類，特に緑黄色野菜は1日100g以上の摂取が推奨されます。

❺ 食物繊維

　食物繊維[*6]は，噛み応えがあり，早食いを防止し満腹感が得られ，食事のボリュームを増量させ減量に効果がある上に，便秘防止，コレステロールの体内吸収低下，食後高血糖の抑制にもつながるので努めて摂取します。

Ⅲ. 栄養食事療法の進め方

❶ 肥満治療食

　BMI 25以上で内臓脂肪面積100 cm² 以上，または糖尿病などの健康障害を有する脂肪細胞の質的異常に起因する肥満症では，数kgの体重減少でも代謝異常が改善するので，緩やかな肥満症治療食1,200～1,800 kcal を用います。これに対し，BMI 30以上で脂肪細胞の量的増加に起因する整形外科的疾患などの健康障害を有する肥満症では，病態の改善のために大幅に体重を落とさなくてはならないので，より厳しい肥満治療食1,000～1,400 kcal が必要になります（図3）。

　原則は，脂肪細胞の質的異常による肥満症で，BMI 25以上30未満では25 kcal/kg 標準体重を，脂肪組織の量的異常による肥満症で，BMI 30以上では20 kcal/kg 標準体重をそれぞれ摂取エネルギー量の目安にします。その際，標準体重(kg)＝[身長(m)² × 22]で算出します。

　栄養食事療法を継続しながら，身体計測を経時的に行うことが重要です。体重，ウエスト周囲径を測定，記録します。栄養食事療法開始3カ月後に評

[*4] 炭素数18個以上で二重結合2個以上ある脂肪酸，n-6系とn-3系がある。

[*5] 無機質で主要元素と微量元素がある。

[*6] 消化・吸収される水溶性と消化・吸収されにくい不溶性があり，大腸で完全に発酵されるもの（寒天，セルロースなど）は2 kcal/g である。

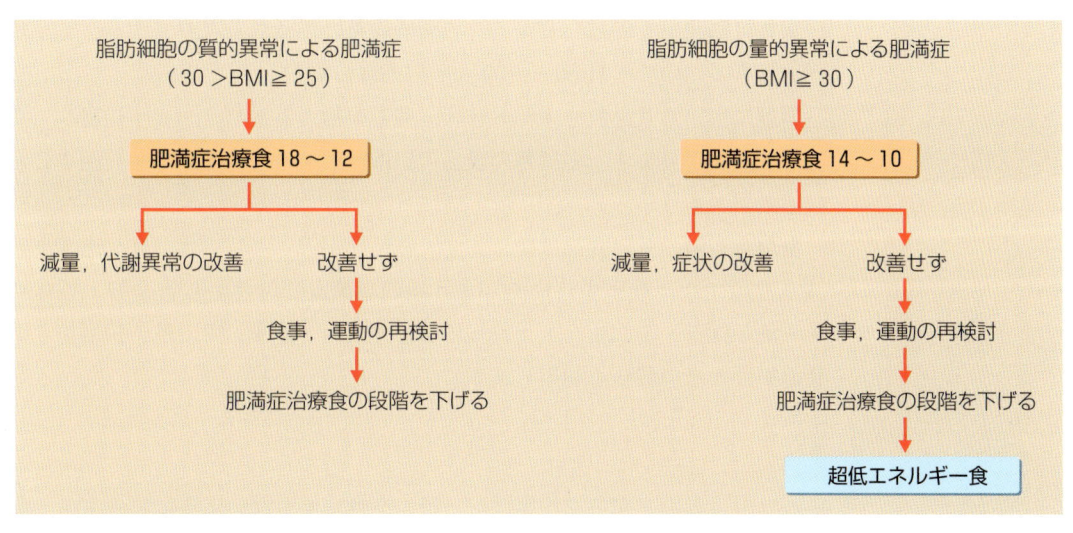

```
脂肪細胞の質的異常による肥満症              脂肪細胞の量的異常による肥満症
       （30＞BMI≧25）                        （BMI≧30）
              ↓                                    ↓
     ┌肥満症治療食 18～12┐              ┌肥満症治療食 14～10┐
     ↓                ↓                  ↓                ↓
減量，代謝異常の改善   改善せず           減量，症状の改善   改善せず
                      ↓                                    ↓
                 食事，運動の再検討                     食事，運動の再検討
                      ↓                                    ↓
                 肥満症治療食の段階を下げる           肥満症治療食の段階を下げる
                                                           ↓
                                                      超低エネルギー食
```

図3　肥満症治療食の設定チャート

価を行い，目標とする治療効果に達していないと考えられれば，肥満症治療食を強化し，体重の減少，内臓脂肪の減少を目指します。

また，肥満症の合併症がある場合，体重が減少しても，すべての合併症が改善されるわけではありません。高コレステロール血症が続けば，飽和脂肪酸[*7]の制限，コレステロール制限を，高トリグリセリド血症が続けば，砂糖・果物，アルコール制限が必要です。高血圧では食塩制限，高尿酸血症ではプリン体[*8]制限，アルコール制限を行います。

❷ VLCD 食

VLCD 食は，肥満治療食でも減量効果のない BMI 30 以上の高度肥満症が適応となります。VLCD 食は，易疲労，脱水，集中力低下などの副作用も出現するので，原則として専門医の管理下で入院治療にて用います。

*7 二重結合のない炭素数 12～24 の脂肪酸。

*8 核酸を構成する成分の1つで，肝臓で代謝され尿酸になる。

Ⅳ. 食事計画（献立）の立て方

❶ 食品の選択

・見た目にボリューム感があり，低エネルギーの食品（こんにゃく，海藻，きのこ類）を選びます。魚肉類は，脂質が少なくたんぱく質の多いもの（赤身や脂なしの部位）を，乳製品は低脂肪・無脂肪のものを選択します。
・ごはんなどの穀類は，精製していない米やパン，五穀や玄米，キヌア，もちあわなどを取り入れ，食物繊維を増量し，噛み応えのあるものとします。

・果物は満腹感を促進しビタミン，食物繊維の供給源となりますが，エネルギー量も多いので1日80〜100 kcal以内にします。
・料理に用いる食品数を多くします。皿数が増えるとバラエティに富み，満足感につながります。多種類の食品の摂取はビタミン・ミネラルを補うことにも効果があります。
・食塩含有量の多い食品は控えます。味付けが濃いと，主食の食べ過ぎや食欲亢進につながります。塩やしょうゆの単調な味付けから香辛料・香味野菜・酒・抹茶・こしょう・カレー粉などを活用します。また酢，柑橘類，果物の果汁などの酸味を利用します。

❷ 献立のポイント

・3食の栄養価の配分を均等にし，特に夕食に偏らないようにします。
・早食いがくせになっている場合は，巻く，皮や殻をむくといった一手間がかかる料理を献立に入れます。野菜の手巻きずし風や，えび・かにの殻付き，貝類などを利用します。
・献立が寂しいときには，低エネルギー食品を利用した副菜を用意します。例えば，わかめの酢の物，わかめとじゃこの煮物，ひじきの炒め物，ひじきサラダ，切り昆布の煮物，寒天のサラダ，ところてんの酢の物，こんにゃくのピリカラ煮，しらたきのたらこ和え，きのこのホイル焼き，きのこのワイン蒸し，おからなどです。

❸ 調理のポイント

・できるだけ，食材や料理を計量する習慣をつけましょう。エネルギー計算された献立も，目分量や大ざっぱな見当で調理したのでは，無意味です。特に主食となるごはんやパン，めん類を計量することは，食べ過ぎを抑える点で重要です。
・油を用いた揚げ物，炒め物といった調理法は避け，蒸し物，焼き物，和え物，お浸し，煮物，電子レンジの調理を中心にします。1日に何度も揚げ物，炒め物を重ねないようにします。
・炒め物はテフロン加工のフライパンを使用すると，油が少なくてもおいしく炒めることができます。また，少ない油を有効に使うためには小さなフライパンで炒めます。
・汁気を多くし，満足感を出します。スープ煮，雑炊，しゃぶしゃぶなど水分の多い料理を心がけます。
・野菜などの材料は細かく刻むより大きく切ります。煮物は表面に味付けをするために素材を大ぶりに切り，だしを濃い目にとります。野菜の単品で煮るよりも，うま味のでる材料を組み合わせると，野菜にうま味が移行して美

味しく食べられます。いか，あさり，貝柱，たこなどを組み合わせます。
・洋食は脂質と砂糖を取り過ぎる傾向にあります。魚と野菜を中心として日本食中心の料理にします。
・食塩は食欲を亢進するのである程度制限します。摂取エネルギー量に合わせて1日7～10g以内を目標とします。特に甘辛い味付けの調理（すき焼き，つくだ煮，油の多い魚の煮物など）は砂糖の使用量も多いため，気付かないうちにエネルギー増加につながります。調味料は煮上がり直前に表面に絡めるようにします。
・盛り付けは，大皿盛りを避け，1人分ずつ別皿盛りにします。
・甘いものが食べたくなったときは手作りにします。ヨーグルトゼリーや寒天，きな粉などを利用します。

❹ 特別用途食品の利用

減量を目的とした特別用途食品[*9]で栄養食事療法の困難な点を補います。
・低エネルギー甘味料は，エネルギーが低く血糖値を上昇させないなどの特徴があるため，砂糖の代替や使用量を減らす目的で用いられる甘味料です。低エネルギー甘味料は，消化吸収されない，あるいはされにくい性質を持っています。単品の甘味料，ジャムやキャンディなどの間食に対応する食品があります（糖尿病の項，p.33，表15　低エネルギーの甘味料参照）。
・こんにゃくマンナンやペクチンなどの食物繊維を利用した食品があります。
・エネルギーを減らしたマーガリン，マヨネーズ，ドレッシングがあります。

[*9] 健康増進法第26条に規定された厚生労働大臣が許可する食品。高齢者用食品，乳児用調製粉乳，妊産婦・授乳婦用粉乳，病者用など特別の用途に適する旨の表示をした食品。

V. 栄養教育

栄養食事療法を実施するのは患者であり，管理栄養士を始めとする医療者は支援者となります。栄養食事療法では，長期的な取り組みが重要になるため行動療法的指導を行わずに減量指示を行ってもその達成は困難です。栄養食事療法の導入には動機付けが重要です。

❶ 食べ方

・1日3食きちんと食べる習慣をつけます。欠食をするとその後に間食やどか食いを誘発する原因になります。夕食は早めに，20時以前が理想的です。できれば就寝前4時間は食べないようにします。遅くても2時間前くらいにとどめます。
・ゆっくり噛む習慣を身につけるように指導します（1口20回以上）。
・ごはん茶碗に何g入るかを確認します。

表5　外食時の注意

1. メニューにあるエネルギー表示を参考にして，料理を選択する。
2. 単品より定食を選ぶ。ただし天ぷら，フライ，カツの定食などは避ける。
3. 野菜を十分にとるようにする。サラダより和え物，お浸しを選ぶ。
4. 足りないものは補い，多いものを残す。
5. 汁物，野菜料理など低エネルギーで必要なものから食べる。
6. ゆっくり味わって食べる。食事時間が不規則にならないようにする。
7. アルコールはなるべく飲まないようにする。
8. 清涼飲料水はやめ，水かお茶にする。
9. コーヒーや紅茶には砂糖やミルクを入れないようにする。

・摂取エネルギー量が過剰でなくても，食事回数が少ない，絶食時間の長い食べ方，どか食い，まとめ食い，むら食いなど一度に大量に食べることをしないようにします。

・いつまでもだらだらと時間をかけた食事や，何かをしながらのながら食いは摂取量が自然に多くなりますので，食後は食卓を離れ動くことが大切です。また，1日中食べているような場合は，インスリン分泌の回数が増え，脂肪が蓄積しやすくなります。

・アルコール[*10]は高エネルギーですが，栄養素をほとんど含みません。また，同時に摂取する食事（つまみ類）にエネルギーが高いものが多いので，禁酒あるいは節酒し，食事内容を考えましょう。

・減量中は外食にも注意します（表5）。一般に外食は高エネルギーの料理が多いのでなるべく控えたいものです。手作りの弁当を持参するのが理想的ですが，それが不可能なときは，単品もの（ラーメン，チャーハン，カレーライス，スパゲティなど）より，脂肪の少ない肉や魚の主菜にたっぷりの野菜のついた定食を選択します。ハンバーグやコロッケ，ぎょうざ，メンチカツなど内容が不明なものは避けるようにします。また，外食は1日に1回を限度とします。

❷ 運動療法

　栄養食事療法に運動療法を負荷すると，栄養食事療法単独の場合より，体重減少効果，健康障害の改善効果が高まることが知られています。運動療法の基本は，有酸素運動[*11]を定期的，規則的に行うことです。通常は，運動強度が中等度以下の有酸素運動を最大運動強度50％（運動しながら会話できる程度）で1日10〜30分，可能なら短時間でも1日数回，1週間に3〜5回以上行うことを目標とします（表6）。改めて運動を開始しなくても，日常生活の中で活動度を上げる工夫（通勤時に速歩にする，バスや駅などの1区間を歩くなど）でも継続することで効果があります。

---

*10　1gで約7kcalのエネルギーを産生する。

*11　酸素摂取量を一定にして長時間運動を継続して行う状態。

表6　肥満症の運動処方

種目	ラジオ体操，散歩，軽いジョギング，自転車，水泳
強度	最大運動強度の50％前後(運動中に会話ができる程度) 　一般成人　　　　脈拍120/分 　60～70歳代　　　　100/分
持続時間	10～30分
頻度	週に3～5日以上（運動は食前・食後どちらでもよい）

❸ 実践へのケア

　行動療法の概要を理解し，これらを活用しながら繰り返し栄養教育を行います。

・栄養食事療法を実施して体重減少が見られないときでも，行動変容など何らかの変化を認めることが大切です。食事と運動の併用では，体組成に変化がでている場合もあります。

・患者自身に食生活改善の気付きを促すため食事や食行動の記録を実践させることは重要です。毎日一定の条件で体重を測定し，記録するだけでも食行動の問題点を見つけることができます。

・正しい情報の伝達を行います。特殊な栄養食事療法や，短期に減量する方法，偏った食品の摂取法など誤った栄養食事療法も多く見受けられます。急激な減量はリバウンド[*12]を繰り返し，除脂肪体重[*13]を減らすので，根拠を示して正しい栄養食事療法を支援します。

・食事の量・内容・時間・回数，間食の有無や内容，外食の頻度や内容，嗜好，アルコール，空腹時の対応などのうち，個人の問題点を明確にし，具体的なアドバイスをします。肥満患者の生活習慣は，緑黄色野菜が嫌い，夕食は30分以上かけて食べる，食事は満足するまで食べる，間食・夜食が多い，アイスクリーム・スナック菓子が好き，どこへ行くにも車を使用する，喫煙しているなどがあり，これらに注目して面接や食事の聞き取りを行うと問題点が明確になってきます。

・日常的なストレスおよび栄養食事療法におけるストレスを理解し，患者自身が解消法を見つけられるように促します。

・行動の変化や習慣化，目標の達成を確認できたら，ほめの声掛けをします。また，家族や友人からの励まし，称賛は大きな励みになるので，社会的なサポートを構築できるように心がけます。

・個人教育と集団教育を併用し，個人の特性に対応しつつ疑問点や問題点を自由に話し合うことが継続的にできる栄養教育の場の提供を考えます。

[*12] 体重が減少した後，元の体重またはそれ以上に体重が戻ってしまう現象。

[*13] LBM（リーンボディマス）という。体重から脂肪量を除いた体重のこと。

食事計画 ｜ 献立例 1　　　1,600 kcal

見た目ににボリュームを持たせるメニュー

朝

献立	1人分材料・分量（目安量）	作り方
ごはん（主食）	ごはん 120 g	
はくさいとわかめのみそ汁（汁）	はくさい 30 g カットわかめ 0.5 g 豆みそ 12 g だし汁 150 g	① はくさいはざく切りにする。 ② だしではくさいを煮て，軟らかくなったらみそを溶いて入れ，カットわかめを入れて火を止める。
豆腐とさやえんどうのたまごとじ（主菜）	木綿豆腐 80 g さやえんどう 30 g 卵 25 g だし汁 40 g しょうゆ 4.5 g 砂糖 3 g	① 豆腐は適当な大きさに切る。 ② さやえんどうはすじを取って塩ゆでする。 ③ だしを煮立て調味し，豆腐を入れて温まったら，溶きたまごを回し入れる。菜箸等で全体を大きく混ぜ，②を入れて，火を弱めてふたをして1分煮る。
たたききゅうり（副菜）	きゅうり 60 g しょうが 3 g 塩 0.2 g ごま油 1 g	① きゅうりはめん棒などでたたいて，さらに食べやすい大きさに切る。 ② しょうがはせん切りにする。 ③ ①と②を調理料で和える。

昼

献立	1人分材料・分量（目安量）	作り方
えびと油揚げとみずなのそば（主食）	そば（ゆで） 160 g えび 30 g 油揚げ 30 g みずな 50 g だし汁 200 g しょうゆ 15 g 酒 5 g みりん 10 g （赤とうがらし少々）	① えびは背わたを取り，ゆでて殻をむく。 ② 油揚げは1～2cm幅に切る。 ③ みずなは3～4cmに切る。 ④ だしで②を少し煮て調味し，えび，みずなを入れて火を止める。 ⑤ そばをさっと湯を通して水気を切って器に盛り，④をかける。好みでとうがらしを振る。
カリフラワーとしめじのカレー風味（副菜）	カリフラワー 50 g しめじ 20 g だし汁 20 g 酢 5 g 油 5 g 塩 0.6 g カレー粉（少々）	① 調味液は混ぜ合わせておく。 ② カリフラワーとしめじは小房に分けてゆで，①に漬ける。

● **低エネルギー献立で満腹感を得る工夫**

　エネルギー制限の食事では，油料理や主食（ごはん・パン類），肉・魚類の量が少なめになりますが，減らすだけでは，なんとなく物足りない料理になってしまいます。献立作成では，常に料理の彩りやボリューム感を意識することが大切になります。
●ボリュームアップの工夫
・野菜，きのこ，海藻，こんにゃくなどの低エネルギー食品を使用した一品を追加する。
・食材の切り方は，大きめに。
・かたいもの，繊維質の多い野菜類（たけのこ，れんこん），こんにゃくなどを使用して'かさ'を減らさない。
・魚類は，骨付きや尾頭付きのものを盛り付ける。
・薄味にした汁物を付ける。具を多めにして汁を減らすと，食塩量も減る。
・大皿に一つ盛りにしないで，小皿に盛り分ける。
・包み焼き（アルミホイル），野菜巻き，串焼きなどにすると量を多く見せられる。

肥満症

夕

献立	1人分材料・分量（目安量）	作り方
ごはん **主食**	ごはん 120 g	
中華風 コーンスープ **汁**	スイートコーン（クリームタイプ） 50 g 鳥がらだし 40 g 牛乳 80 g 酒 3 g 塩 0.6 g かたくり粉 1.5 g 水 100 g ロースハム 10 g パセリ 0.3 g	①鍋にコーンと鳥がらだしを入れて火にかけ，焦がさないように混ぜながら煮る。煮立ったらあくをすくって酒と塩で調味する。 ②牛乳を温めて①に加え，煮立ったら水溶きのかたくり粉を加えてよく混ぜ，もうひと煮立ちさせる。 ③器に盛り，みじん切りにしたハムとパセリを散らす。 〈ポイント〉コーンの皮が気になるようなら，ミキサーにかける。また，牛乳を使っているため，作り置きすると表面が乾いて薄い膜が張るので，下準備は前もってするとしても，作り上げるのは食べる直前に。
根菜入り ハンバーグ **主菜**	牛肉（もも・ひき肉） 35 g 豚肉（もも・ひき肉） 35 g 　塩 0.9 g 　こしょう（少々） 　ナツメグ（少々） しなちく 20 g れんこん 30 g 食パン 5 g 卵 15 g なたね油 4 g 白ワイン 30 g ウスターソース 6 g クレソン 5 g	①しなちくとれんこんは荒目のみじん切りにする。 ②食パンはほぐしておく。 ③ひき肉に塩と香辛料を入れて混ぜ合わせ，さらに①と②，溶きたまごを入れてよく混ぜて，形作る。 ④フライパンに油を熱し，中火で③の両面をよく焼き，ふたをして弱火で2〜3分焼き，白ワインを回し入れて少し煮て，ハンバーグは取り出して器に盛り付ける。 ⑤フライパンにウスターソースを入れて軽く温めてソースとし，ハンバーグにかけてクレソンを添える。
トマトと アスパラの おかか和え **副菜**	トマト 80 g アスパラガス 40 g しょうゆ 1 g だし汁 5 g かつお節 0.5 g	①トマトは角切りにする。 ②アスパラガスは下のかたい部分をピーラーでむき，塩ゆでして斜め一口サイズに切る。 ③①と②を調味し，かつお節で和える。

間食

献立	1人分材料・分量（目安量）	作り方
焼きいもと ミルク	さつまいも（焼き） 80 g 牛乳 120 g	

1日の栄養量

	E(kcal)	P(g)	F(g)	食塩(g)
朝	376	16.2	8.7	2.6
昼	473	24.5	16.8	3.1
夕	593	28.9	16.2	3.3
間食	211	5.1	4.7	0.1
計	1,652	74.7	46.5	9.1

P：F：C　P 18.1　F 25.3　C 56.6　％

食事バランスガイド

「つ」(SV)
主食 1 2 3 4 5 6 7
副菜 1 2 3 4 5 6 7
主菜 1 2 3 4 5 6 7
牛乳・乳製品 2　1　1 2 果物

「つ」(SV)とはサービング（食事の提供量の単位）の略

食事計画献立例1

食事計画 | 献立例 1　　　1,600 kcal

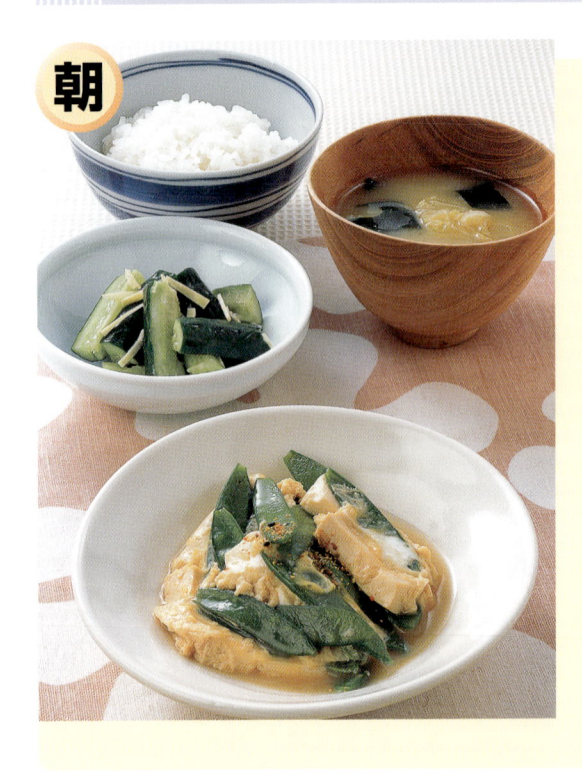

朝

● さやえんどう入りのたまごとじで満腹感

主食　ごはん

汁　はくさいとわかめのみそ汁

主菜　豆腐とさやえんどうのたまごとじ
variation　ボイルウインナートマト添え

副菜　たたききゅうり
variation　なしの黒こしょう和え　*p.134*

	E(kcal)	P(g)	F(g)	食塩(g)
ごはん	202	3.0	0.4	0.0
はくさいとわかめのみそ汁	34	2.8	1.3	1.6
豆腐とさやえんどうのたまごとじ	122	9.8	6.0	0.8
たたききゅうり	19	0.6	1.1	0.2

昼

● 低エネルギーのえびや野菜でボリューム感アップ
● 主食と主菜を兼ねて

主食　えびと油揚げとみずなのそば
variation　山菜そば
p.122

副菜　カリフラワーとしめじのカレー風味
variation　ひじきの炒め煮
p.135

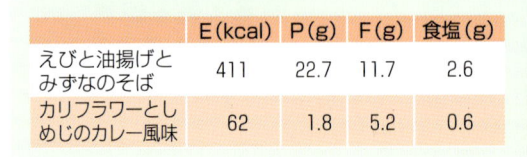

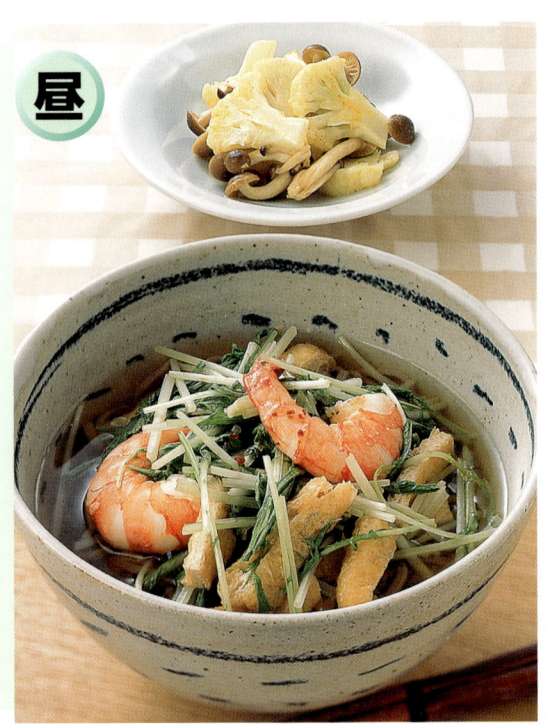

	E(kcal)	P(g)	F(g)	食塩(g)
えびと油揚げとみずなのそば	411	22.7	11.7	2.6
カリフラワーとしめじのカレー風味	62	1.8	5.2	0.6

肥満症

肥満症

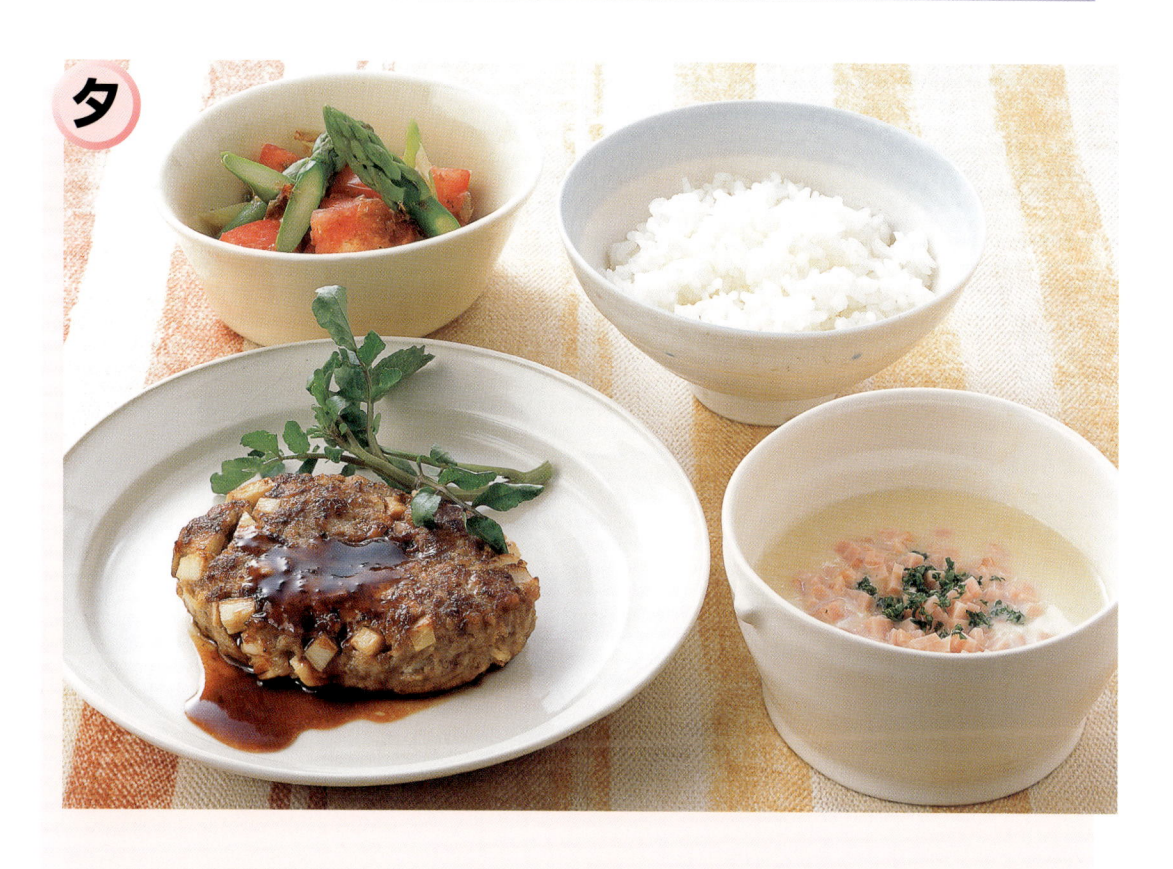

夕

● ハンバーグにしなちく, れんこんを加えてかみごたえをアップ

	E(kcal)	P(g)	F(g)	食塩(g)
ごはん	202	3.0	0.4	0.0
中華風コーンスープ	126	5.6	4.8	1.3
根菜入りハンバーグ	238	18.3	10.9	1.8
トマトとアスパラのおかか和え	27	2.1	0.2	0.2

主食 ごはん

汁 中華風コーンスープ
variation キャロットスープ *p.126*

主菜 根菜入りハンバーグ
variation えびとホタテのシチュー *p.127*

副菜 トマトとアスパラのおかか和え
variation ポテトサラダ *p.132*

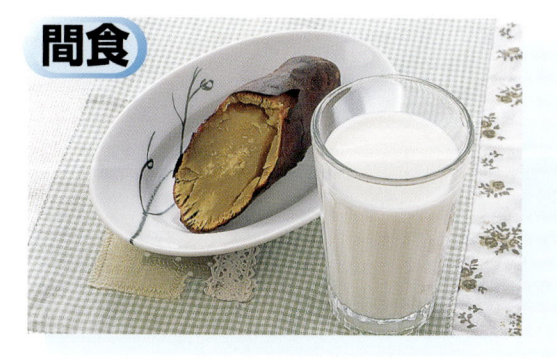

間食

間食 焼きいもとミルク

	E(kcal)	P(g)	F(g)	食塩(g)
焼きいも	130	1.1	0.2	0.0
ミルク	80	4.0	4.6	0.1

食事計画献立例1　101

食事計画 | 献立例 2　　1,600 kcal

満足感の演出は，カラフルメニューで

朝

献立	1人分材料・分量（目安量）	作り方
玄米入りごはん *主食*	米 60 g 玄米 15 g	
わかめとみつばのみそ汁 *汁*	わかめ（乾）1 g みつば 10 g 豆みそ 12 g だし汁 150 g	① わかめは水で戻し，水気を切る。 ② みつばは2〜3cmに切る。 ③ だしを温め，わかめを入れてわかめが戻ったら，だしを溶き入れて火を止め，みつばを散らす。
ほうれんそうのソテー温泉たまごのせ *主菜*	ほうれんそう 60 g サフラワー油 3 g 温泉たまご 50 g 和風ドレッシング 8 g	① ほうれんそうは通常の通りゆでて水に取り，水気を軽くしぼって4〜5cm長さに切る。 ② ①を炒めて，器に盛り付ける。 ③ ほうれんそうの上に温泉たまごをのせて，ドレッシングをかける。
たまねぎとだいずのピクルス *副菜*	紫たまねぎ 40 g だいず（水煮）30 g A［酢 50 g 　砂糖 4 g 　塩 1 g］ 刻み昆布 1 g	① なべにAを合わせてひと煮立ちさせ，冷まして刻み昆布を入れておく。 ② たまねぎはくし型に切る。 ③ ①の漬け汁にだいず，②を入れ，漬け込む。半日以上漬けるとおいしい。

昼

献立	1人分材料・分量（目安量）	作り方
ごはん *主食*	胚芽ごはん 150 g	
豚肉のロール焼き *主菜*	豚肉（もも）80 g 　こしょう（少々） エリンギ 40 g ながいも 40 g 小麦粉 2 g 大豆油 3 g おろしたまねぎ 10 g 酒 5 g しょうゆ 6 g ミニトマト 20 g（2個）	① 豚肉は長さを半分に切り，こしょうを少々振る。 ② エリンギは根元を落とし，豚肉に数を合わせて切り，ながいも合わせて切る。 ③ 豚肉を広げて②をそれぞれのせて，きっちりと巻き，小麦粉をまぶす。 ④ フライパンに油を熱し，③の巻き終わりを下にして並べ，中火で転がしながら焼く。肉の色が変わったらふたをして，4〜5分間蒸し焼きにして火を通す。 ⑤ ④におろしたまねぎと調味料を入れて，汁気がなくなるまで煮からめる。 ⑥ ミニトマトを添えて盛りつける。
焼きなす *副菜*	なす 60 g しょうゆ 2 g だし汁 5 g しょうが 3 g	① なすは強火で皮が真っ黒になるまで焼き，皮をむく。 ② 調味料で和え，おろししょうがを添える。
カリフラワーの中華風和え物 *副菜*	カリフラワー 40 g さくらえび（干し）3 g たかな 10 g 和風ドレッシング 5 g トウバンジャン 1 g	① カリフラワーは小房にしてゆでる。 ② さくらえびはぬるま湯で戻す。 ③ たかなは水にしばらく漬けて，塩抜きをしてみじん切りにする。 ④ ①と②③を合わせ，調味料で和える。

肥満症

献立	1人分材料・分量（目安量）	作り方
夕 フランスパン 主食	フランスパン 60 g	
魚と野菜の スープ煮 カレー風味 主菜	さけ 70 g 　塩 0.5 g ほたて 50 g トマト 50 g たまねぎ 50 g オクラ 20 g 固形コンソメ 1 g 水 150 g カレー粉 0.5 g 塩 1.3 g こしょう（少々）	① さけは2，3等分に切って塩をする。 ② トマト，たまねぎはくし型に切る。 ③ オクラはゆでて半分に切る。 ④ 水にトマト，たまねぎ，コンソメを入れてふたをして，火にかけ沸騰したら中火にし，たまねぎが軟らかくなるまで煮る。 ⑤ さけの水気をふき取り，カレー粉をまぶして④に入れ，2～3分煮て，ほたてにもカレー粉をまぶして入れて軽く煮る。塩，こしょうで味を調えて③を入れる。
ごぼうときの このオリーブ 油炒め 副菜	ごぼう 40 g エリンギ 30 g にんにく 0.5 g 赤とうがらし 0.03 g オリーブ油 3 g 塩 0.8 g	① にんにくはみじん切り，赤とうがらしは小口に切る。 ② ごぼうはささがきにして水にさらし，水気を切っておく。 ③ エリンギは4 cm長さの薄切りにする。 ④ オリーブ油に①を入れて香りが出るまで炒めて，②③を入れて3分前後炒め火を通し，塩をする。
オレンジ デザート	ネーブルオレンジ 100 g	

献立	1人分材料・分量（目安量）	作り方
間食 カステラと ミルク	カステラ 30 g 牛乳 100 g	

1日の栄養量

	E(kcal)	P(g)	F(g)	食塩(g)
朝	505	19.8	12.5	3.6
昼	503	28.9	8.9	1.9
夕	459	34.3	7.3	3.8
間食	155	5.2	4.3	0.1
計	1,623	88.3	33.0	9.4

P：F：C　P 21.8　F 18.3　C 59.9　％

食事バランスガイド

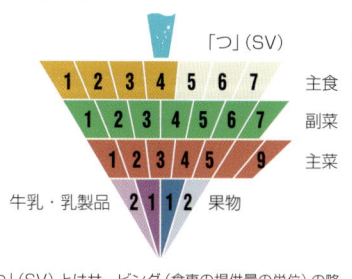

主食 1-7
副菜 1-7
主菜 1-5, 9
牛乳・乳製品 2 1　果物 1 2

「つ」(SV)とはサービング（食事の提供量の単位）の略

食事計画献立例2

食事計画 | 献立例 2　　1,600 kcal

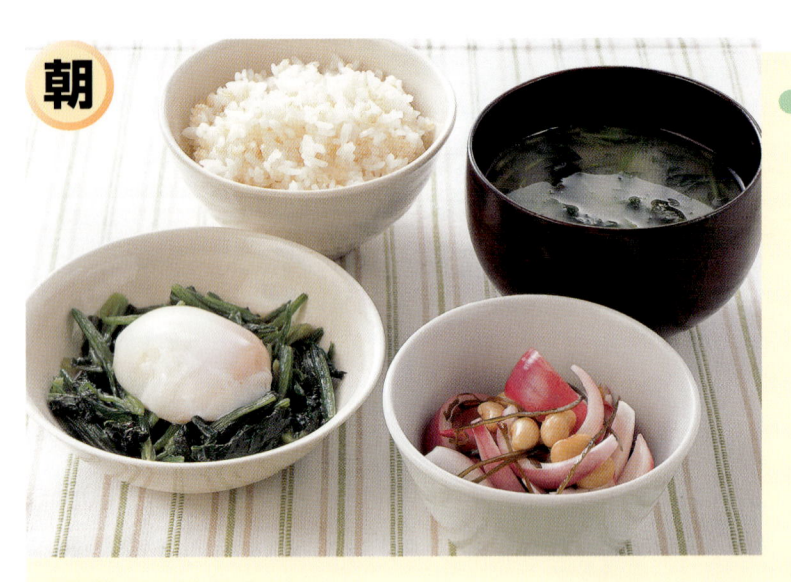

朝

● 半熟たまごは，野菜などと組み合わせるとコクも食べごたえもアップ

- 主食　玄米入りごはん
- 汁　わかめとみつばのみそ汁
  - *variation*　じゃがいものみそ汁　*p.126*
- 主菜　ほうれんそうのソテー温泉たまごのせ
  - *variation*　うなぎのたまごとじ　*p.129*
- 副菜　たまねぎとだいずのピクルス
  - *variation*　さらしたまねぎ

	E(kcal)	P(g)	F(g)	食塩(g)
玄米入りごはん	266	4.7	0.9	0.0
みそ汁	32	2.7	1.3	1.6
ソテー温泉たまご	122	8.0	8.2	0.7
ピクルス	86	4.4	2.1	1.3

昼

● 薄切り肉にきのこ，野菜を巻くと見た目のボリューム感も食べての満足感もアップ

- 主食　ごはん
- 主菜　豚肉のロール焼き
  - *variation*　鶏肉のにんじん衣揚げ　*p.129*
- 副菜　焼きなす
  - *variation*　ブロッコリーの切り昆布和え
- 副菜　カリフラワーの中華風和え物
  - *variation*　野菜の甘酢かけ　*p.132*

	E(kcal)	P(g)	F(g)	食塩(g)
ごはん	251	4.1	0.9	0.0
豚肉のロール焼き	205	20.8	7.6	1.0
焼きなす	22	0.8	0.3	0.0
中華風和え物	26	3.2	0.2	0.9

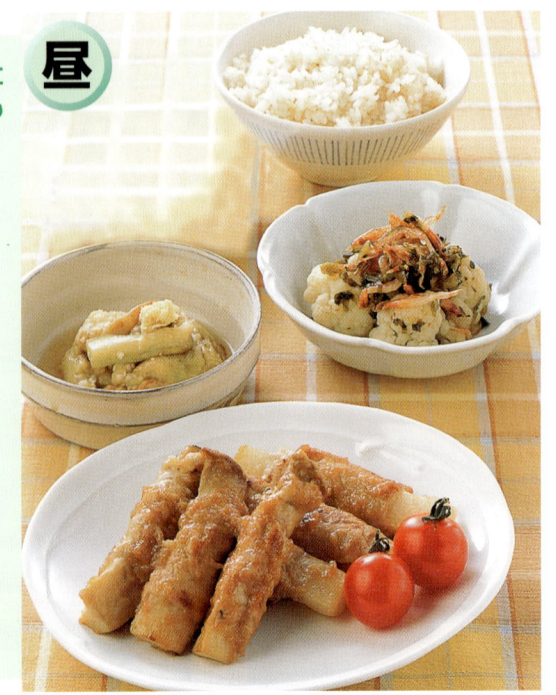

104　肥満症

| 肥満症 |

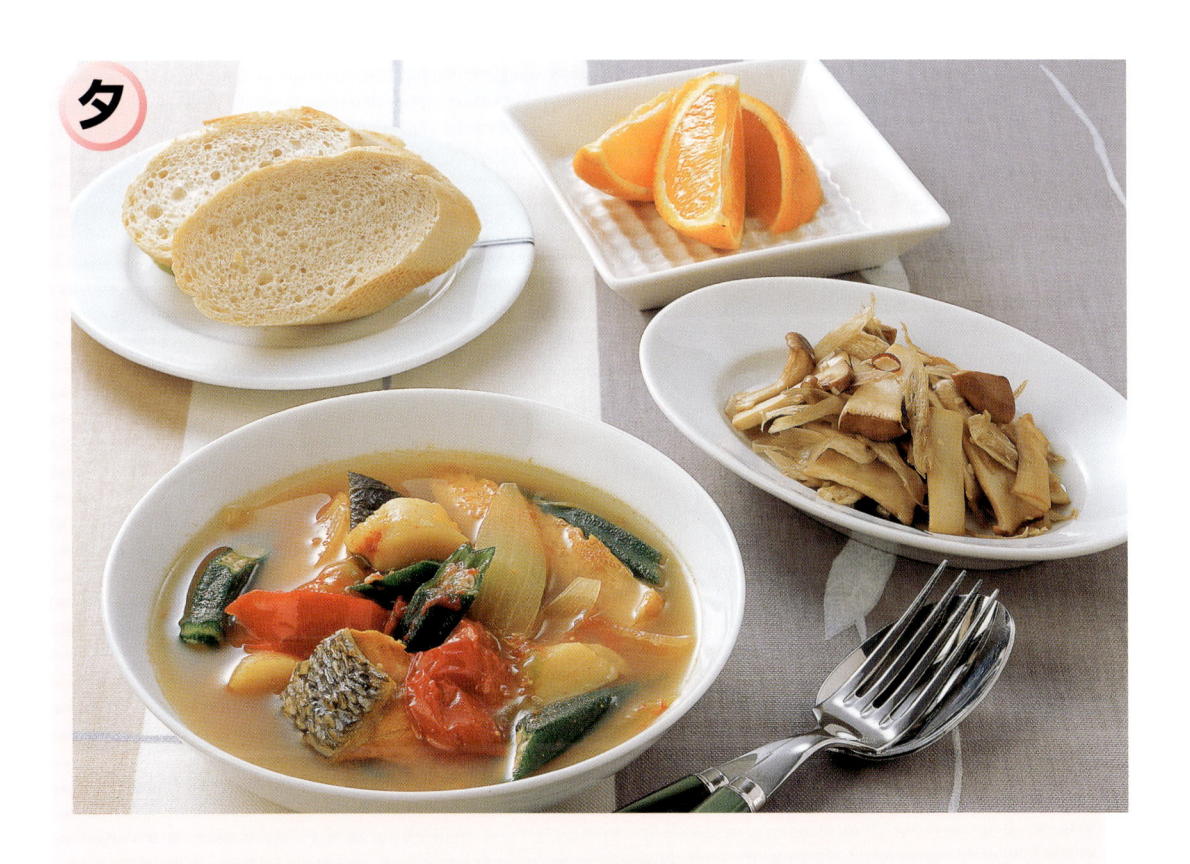

夕

● 具だくさんのおかずは，食後感も十分満足

	E(kcal)	P(g)	F(g)	食塩(g)
フランスパン	167	5.6	0.8	1.0
魚と野菜のスープ煮カレー風味	180	26.0	3.2	2.0
ごぼうときのこのオリーブ油炒め	62	1.8	3.2	0.8
オレンジ	50	0.9	0.1	0.0

主食 フランスパン

主菜 魚と野菜のスープ煮カレー風味
variation 豚肉とだいずのトマト煮 *p.129*

副菜 ごぼうときのこのオリーブ油炒め
variation エリンギのバター炒め

デザート オレンジ

間食

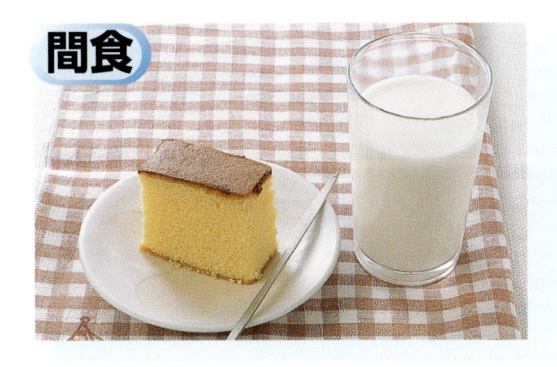

間食 カステラとミルク

	E(kcal)	P(g)	F(g)	食塩(g)
カステラ	88	1.9	0.5	0.0
ミルク	67	3.3	3.8	0.1

食事計画献立例2

食事計画 ｜ 献立例 3　　　　1,400 kcal

「今日の夕食は唐揚げ」の日のメニュー

朝

献立	1人分材料・分量（目安量）	作り方
ごはん（主食）	ごはん 120 g	
具だくさんみそ汁（汁）	はくさい 40 g 長ねぎ 20 g 生しいたけ 20 g こまつな 15 g だし汁 150 g 麦みそ 10 g	① はくさいはざく切り，長ねぎは小口切りにする。 ② しいたけは石づきを取り除き，せん切りにする。 ③ こまつなは，4 cm位に切る。 ④ だしではくさい，長ねぎ，しいたけを煮る。 ⑤ はくさいが軟らかくなったら，こまつなを入れて2〜3分煮て，みそを溶き入れる。
厚揚げ焼き（主菜）	厚揚げ 60 g しょうが 3 g しょうゆ 3 g かつお節 0.5 g	① 厚揚げはオーブントースター等で少し焼き色がつくくらいまで焼き，食べやすい大きさに切る。 ② しょうがはすりおろす。 ③ 器に①を盛ってしょうがをのせ，しょうゆをかけかつお節を散らす。
だいこんのはちみつレモン（副菜）	だいこん 40 g はちみつ 5 g レモン汁 3 g	① だいこんは薄切りにする。 ② だいこんにはちみつ，レモン汁をかけ，5分位置く。

昼

献立	1人分材料・分量（目安量）	作り方
サーモンとブロッコリーのスパゲティー（主食）	スパゲティー 70 g スモークサーモン 30 g ブロッコリー 50 g だし汁 30 g 油 3 g しょうが 5 g 塩 1 g こしょう（少々）	① ブロッコリーは小房に分けてゆで（電子レンジで加熱してもよい），ざるに取る。 ② スモークサーモンは一口サイズに切る。 ③ スパゲティーは表示より少しかた目にゆでる。 ④ フライパンに油としょうがを入れて香りがたったら，スパゲティーを炒め，油が回ったら①を入れて混ぜ合わせ，塩，こしょうで味を調え，最後に②を入れて大きく混ぜ合わせ，器に盛り付ける。
たまご入りサラダ（副菜）	卵 50 g サラダな 40 g 赤ピーマン 20 g 和風ドレッシング 5 g	① ゆでたまごは殻をむき，4つに切る。 ② サラダなは洗って，一口サイズにちぎる。 ③ 赤ピーマンはせん切りにする。 ④ 盛り合わせてドレッシングをかける。
カフェオレ（飲み物）	コーヒー 50 g 牛乳 100 g	

献立	1人分材料・分量（目安量）	作り方
夕 さくらえび ごはん　主食	米 70 g 酒 5 g さくらえび 4 g 塩 0.5 g みつば 5 g	① ごはんは酒を入れて通常に炊く。 ② みつばは 2 cm 位に切る。 ③ さくらえびに塩をまぶし，温かいごはんの上にさくらえびを盛り，みつばを散らす。
鶏肉の唐揚げ 野菜添え　主菜	鶏肉（むね，皮なし） 70 g しょうが 1 g しょうゆ 3 g かたくり粉 3 g 大豆油 4 g 黄ピーマン 30 g みずな 20 g 長ねぎ 10 g 和風ドレッシング 8 g	① 鶏肉は一口サイズに切り，おろししょうが，しょうゆで下味をつけて 10 分位置く。 ② ①にかたくり粉をまぶし，揚げ油でからっと揚げる。 ③ ピーマンは薄切り，長ねぎはせん切りにし，みずなは 3 cm 長さに切る。 ④ 野菜を敷いた上に鶏肉をのせ，ドレッシングをかける。
さつまいもと さやいんげん の煮物　副菜	さつまいも 50 g さやいんげん 40 g だし汁 100 g しょうゆ 8 g 砂糖 4 g	① さつまいもは 1 cm 厚さに切る。 ② さやいんげんはすじを取り 2〜3 つに切る。 ③ だしに①②を入れて 5 分煮て，調味をして軟らかくなるまで煮る。

献立	1人分材料・分量（目安量）	作り方
間食 りんご	りんご 100 g	

● ダイエット油；エコナ油について

普通の食品に含まれる脂肪は中性脂肪といって，グリセリン（糖質）に脂肪酸が 3 個付いた構造ですが，エコナ油は 2 個の脂肪酸が付いた構造です。食品中の中性脂肪は体内に入ると，一旦分解（脂肪酸が離れる）されますが，再度合成されて脂肪酸が 3 個付いた中性脂肪になり，皮下や内臓に貯蔵されます。これが肥満につながります。エコナ油は体内に入ると同じように分解されますが，合成されないので肥満にはつながらないのです。

1日の栄養量

	E(kcal)	P(g)	F(g)	食塩(g)
朝	357	12.7	8.0	1.7
昼	519	29.6	15.5	2.9
夕	511	25.8	6.0	3.2
間食	54	0.2	0.1	0.0
計	1,442	68.3	29.6	7.8

P：F：C　P 18.9　F 18.5　C 62.6　％

食事バランスガイド

主食 1234567
副菜 123456
主菜 123456
牛乳・乳製品 2　1　1　2 果物

「つ」(SV) とはサービング（食事の提供量の単位）の略

食事計画｜献立例 3　　1,400 kcal

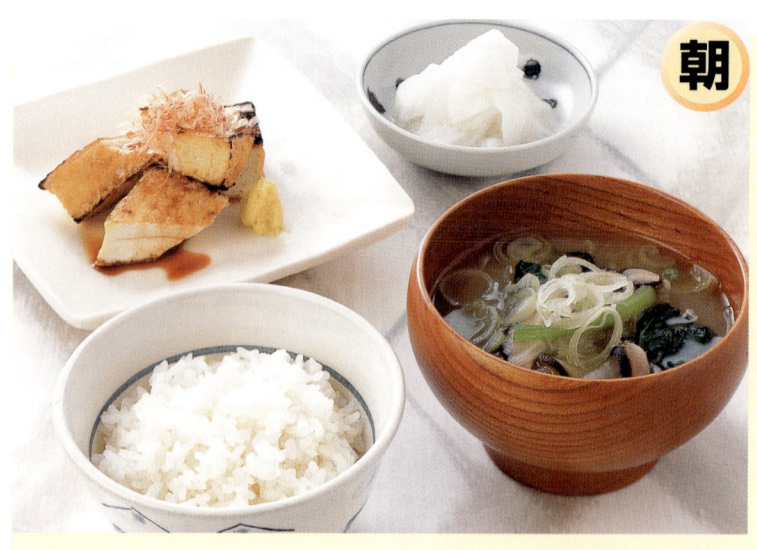

朝
●具だくさんのみそ汁で満腹感を

主食	ごはん
汁	具だくさんみそ汁 *variation*　きのこのスープ　*p.126*
主菜	厚揚げ焼き *variation*　スペイン風オムレツ　*p.128*
副菜	だいこんのはちみつレモン *variation*　コールスローサラダ　*p.132*

	E(kcal)	P(g)	F(g)	食塩(g)
ごはん	202	3.0	0.4	0.0
具だくさんみそ汁	38	2.4	0.8	1.2
厚揚げ焼き	95	7.1	6.8	0.4
だいこんのはちみつレモン	23	0.2	0.0	0.0

昼
●スパゲティーの吸油を控えて，ブロッコリーとサーモンを手早くまぜる

主食	サーモンとブロッコリーのスパゲティー *variation*　シーフードリゾット　*p.123*
副菜	たまご入りサラダ *variation*　かぶとハムのサラダ
飲み物	カフェオレ

	E(kcal)	P(g)	F(g)	食塩(g)
スパゲティー	359	19.1	6.5	2.2
たまご入りサラダ	91	7.1	5.3	0.6
カフェオレ	69	3.4	3.8	0.1

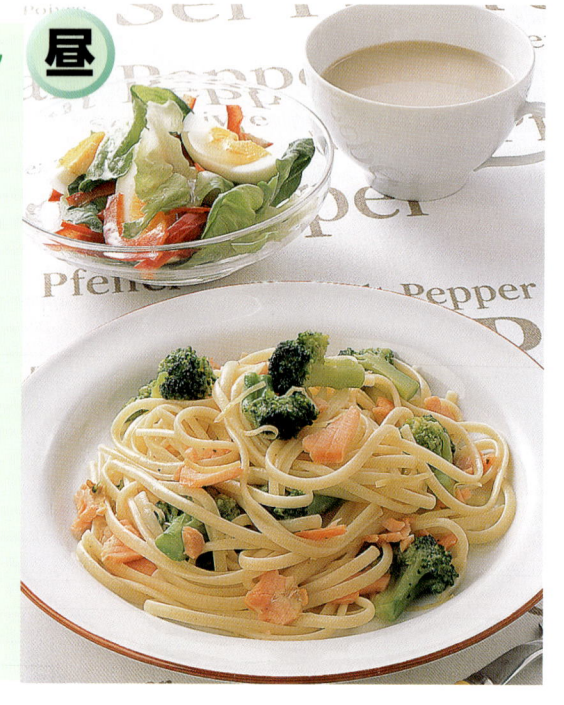

夕

●鶏肉の唐揚げにはたっぷりの野菜を添えて見た目の満足感を

主食 さくらえびごはん
variation じゃことたかなのごはん　p.122

主菜 鶏肉の唐揚げ野菜添え
variation 焼きあじの南蛮漬け　p.128

副菜 さつまいもとさやいんげんの煮物
variation さといもと玉こんにゃくのみそ煮　p.131

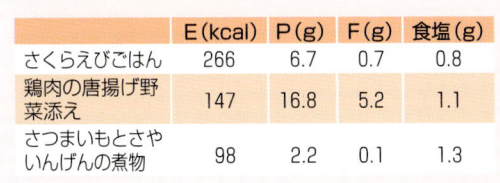

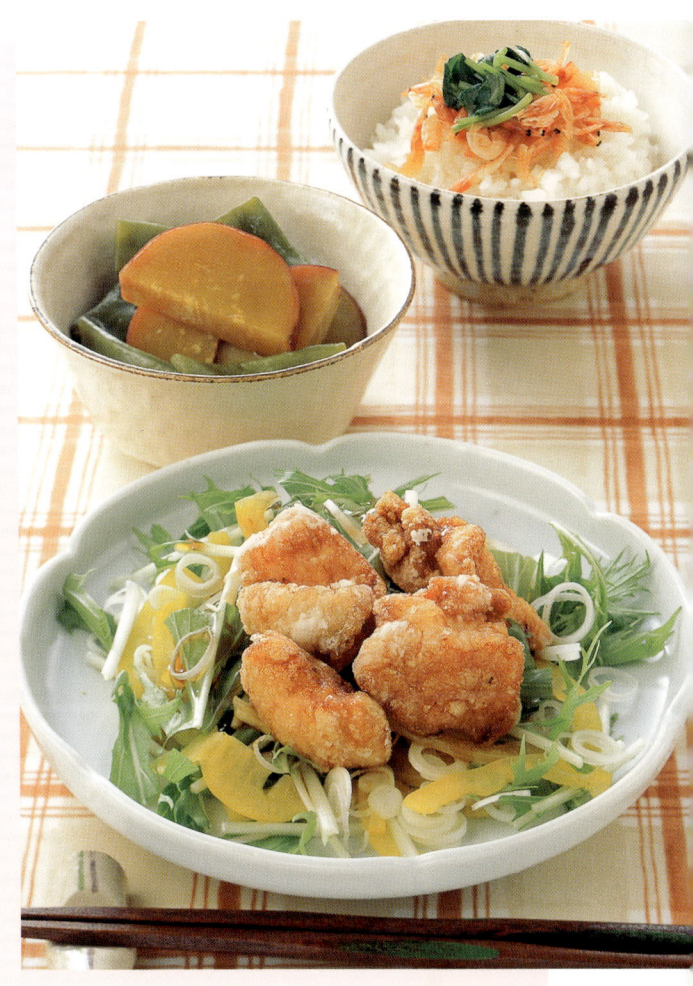

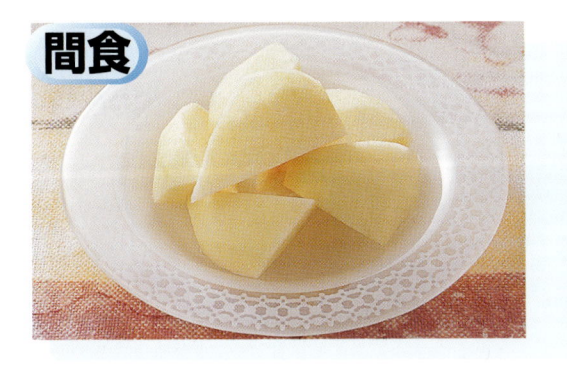

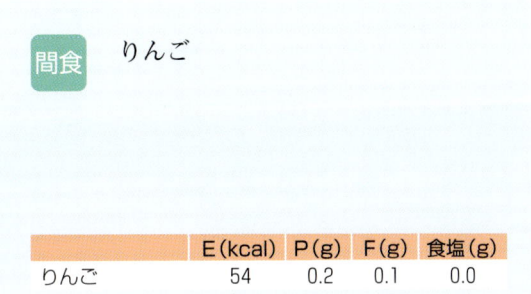

	E(kcal)	P(g)	F(g)	食塩(g)
さくらえびごはん	266	6.7	0.7	0.8
鶏肉の唐揚げ野菜添え	147	16.8	5.2	1.1
さつまいもとさやいんげんの煮物	98	2.2	0.1	1.3

間食

間食 りんご

	E(kcal)	P(g)	F(g)	食塩(g)
りんご	54	0.2	0.1	0.0

食事計画 献立例 4　　1,400 kcal

ゆっくり楽しんで食べるメニュー

朝

献　立	1人分材料・分量（目安量）	作り方
トースト 主食	食パン 60 g	
トマト入り いりたまご 主菜	卵 50 g トマト 50 g 万能ねぎ 10 g チェダーチーズ 6 g 塩 0.5 g こしょう（少々） オリーブ油 2 g	① トマトは 1.5 cm 角切りにし，万能ねぎは小口に切る。 ② チーズは薄切りにするか，すりおろす。 ③ 卵を溶きほぐし，①②と塩，こしょうを入れて混ぜる。 ④ フライパンを火にかけ，温まったらオリーブ油を入れて温め，③を入れて大きくかき混ぜながら火を通し，卵液が流れなくなったら火を止める。
プルーンの 赤ワイン漬け 副菜	プルーン 20 g 赤ワイン 15 g	① プルーンは水洗いをする。 ② 赤ワインに①を漬ける。
アイスミルク ティー 飲み物	紅茶 50 g 低脂肪乳 100 g	
マンゴー デザート	マンゴー 50 g	

昼

献　立	1人分材料・分量（目安量）	作り方
そうめんチャ ンプルー 主食	そうめん（乾）60 g にがうり 60 g 豚肉（もも）60 g 　塩 0.5 g 大豆油 3 g かつお節 1.5 g	① にがうりを縦半分に切って，種をスプーンで取り，2〜3 mm の薄切りにし，豚肉は 2 cm 幅に切り，塩をする。 ② そうめんをかためにゆで，水に取って洗い，水気を切る。 ③ 豚肉を油で炒めて色が変わったら，にがうりを入れて炒め，にがうりがしんなりしてきたら，そうめんを入れて混ぜ合わせる。 ⑤ 器に盛り付けてかつお節を上にのせる。
豆のサラダ 副菜	えだまめ 20 g レッドキドニー（ゆで）30 g スイートコーン（ホールタイプ）10 g レタス 30 g カテージチーズ 20 g 塩 0.5 g こしょう（少々）	① えだまめはゆでてさやより出しておく。 ② レッドキドニー，スイートコーンはざるに上げ，水気を切る。 ③ レタスは食べやすい大きさにちぎる。 ④ ボールに①〜③を入れて塩，こしょうと混ぜ，カテージチーズを入れて大きく混ぜる。

110　肥満症

献立	1人分材料・分量（目安量）	作り方
夕 ごはん 主食	ごはん 120 g	
とろろ昆布の清し汁 汁	とろろ昆布 1 g さやえんどう（ゆで） 5 g だし汁 150 g 塩 0.3 g しょうゆ 1.5 g	① さやえんどうはせん切りにする。 ② だしを温め，調味する。 ③ 器にとろろ昆布と①を入れて②を注ぐ。
たいの塩焼き 主菜	たい 60 g 塩 0.3 g なす 30 g ししとうがらし 20 g しょうゆ 2 g だいこん 30 g	① たいに塩をして10分置いて水気をふき取り，焼く。 ② なすとししとうがらしも焼き，しょうゆを軽くつける。 ③ だいこんおろしを添える。
かぼちゃのじゃこ和え 副菜	かぼちゃ 60 g じゃこ 10 g にんにく 3.5 g 油 2 g しょうゆ 5 g	① かぼちゃは一口サイズに切り，少ない水でゆでるか，電子レンジで加熱をする。 ② にんにくはみじん切りにする。 ③ フライパンに油を入れ，②を香りが出るまで炒め，じゃこを入れて，焦がさないように炒める。カリカリしてきたら，しょうゆを回し入れる。 ④ 器にかぼちゃを盛り付け，③をのせる。

献立	1人分材料・分量（目安量）	作り方
間食 黒糖寒天ミルクかけ	水 100 g 粉寒天 0.5 g 粉黒砂糖 10 g 低脂肪乳 100 g 砂糖 2 g	① 水に粉寒天を振り入れて，10分置いて火にかけ，煮立ってから1〜2分煮る。 ② 粉黒砂糖を①に入れて混ぜながら煮溶かし，火を止めて粗熱を取り，器に流す。 ③ 水で囲って冷やし固め（冷蔵庫に入れてもよい），器にスプーンですくい取り入れ，砂糖を加えた低脂肪乳を上からかける。

1日の栄養量

	E(kcal)	P(g)	F(g)	食塩(g)
朝	427	18.5	13.0	1.8
昼	445	28.5	9.5	3.6
夕	446	23.6	9.6	2.8
間食	89	4.0	1.0	0.2
計	1,407	74.6	33.0	8.4

P：F：C　P 21.2　F 21.1　C 57.7　%

食事バランスガイド

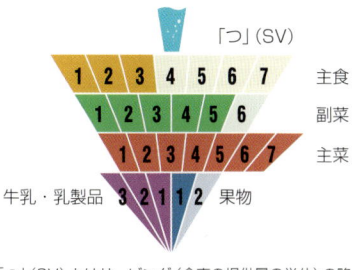

主食 1 2 3 4 5 6 7
副菜 1 2 3 4 5 6
主菜 1 2 3 4 5 6 7
牛乳・乳製品 3 2 1　1 2 果物

「つ」(SV) とはサービング（食事の提供量の単位）の略

食事計画 | 献立例 4　　　1,400 kcal

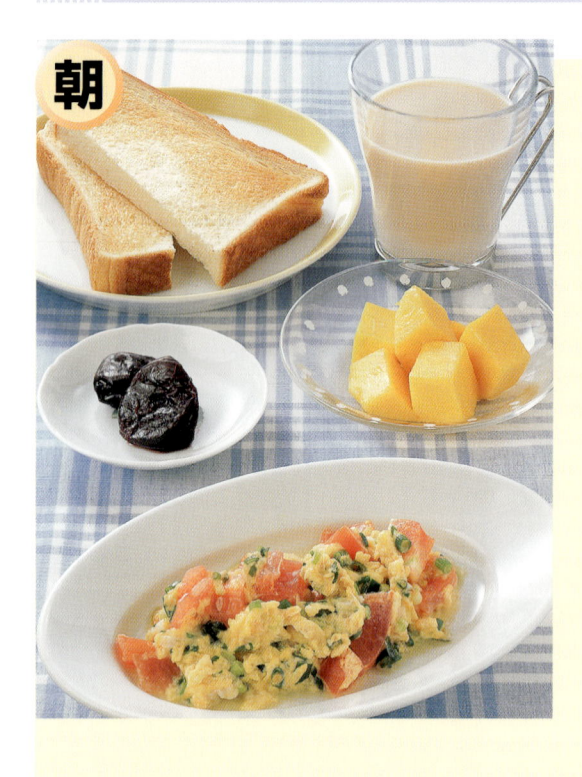

朝

●スクランブルエッグにトマトを入れて彩りとボリューム感をアップ

主食	トースト
主菜	トマト入りいりたまご *variation* 野菜のスープ落としたまご　*p.125*
副菜	プルーンの赤ワイン漬け *variation*　フルーツのサラダ
飲み物	アイスミルクティー
デザート	マンゴー

	E(kcal)	P(g)	F(g)	食塩(g)
トースト	158	5.6	2.6	0.8
トマト入りいりたまご	132	8.2	9.3	0.8
プルーンの赤ワイン漬け	58	0.5	0.0	0.0
アイスミルクティー	47	3.9	1.0	0.2
マンゴー	32	0.3	0.1	0.0

昼

●豆のサラダで箸を使う回数を増やし，食事感をアップ

主食	そうめんチャンプルー *variation*　ビーフン　*p.124*
副菜	豆のサラダ *variation*　にんじんのサラダ　*p.134*

	E(kcal)	P(g)	F(g)	食塩(g)
そうめんチャンプルー	342	20.6	6.9	2.9
豆のサラダ	103	8.0	2.5	0.7

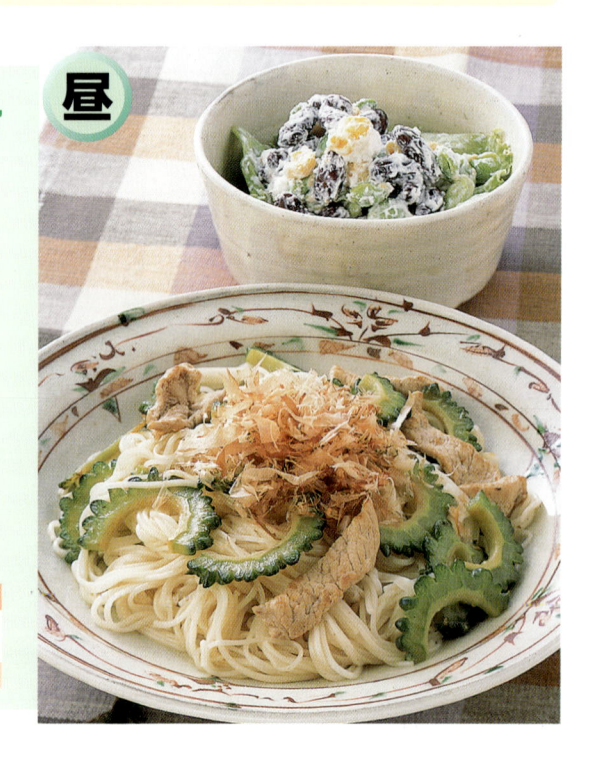

肥満症

夕

● 少ない量の焼き魚には付け合せの野菜は種類を多く

主食	ごはん
汁	とろろ昆布の清し汁 *variation* あさりの清し汁 p.126
主菜	たいの塩焼き *variation* ゆで豚のからし酢みそ p.127
副菜	かぼちゃのじゃこ和え *variation* 野菜の甘酢かけ p.132

	E(kcal)	P(g)	F(g)	食塩(g)
ごはん	202	3.0	0.4	0.0
とろろ昆布の清し汁	7	0.8	0.0	0.7
たいの塩焼き	135	14.0	6.6	0.6
かぼちゃのじゃこ和え	102	5.8	2.6	1.4

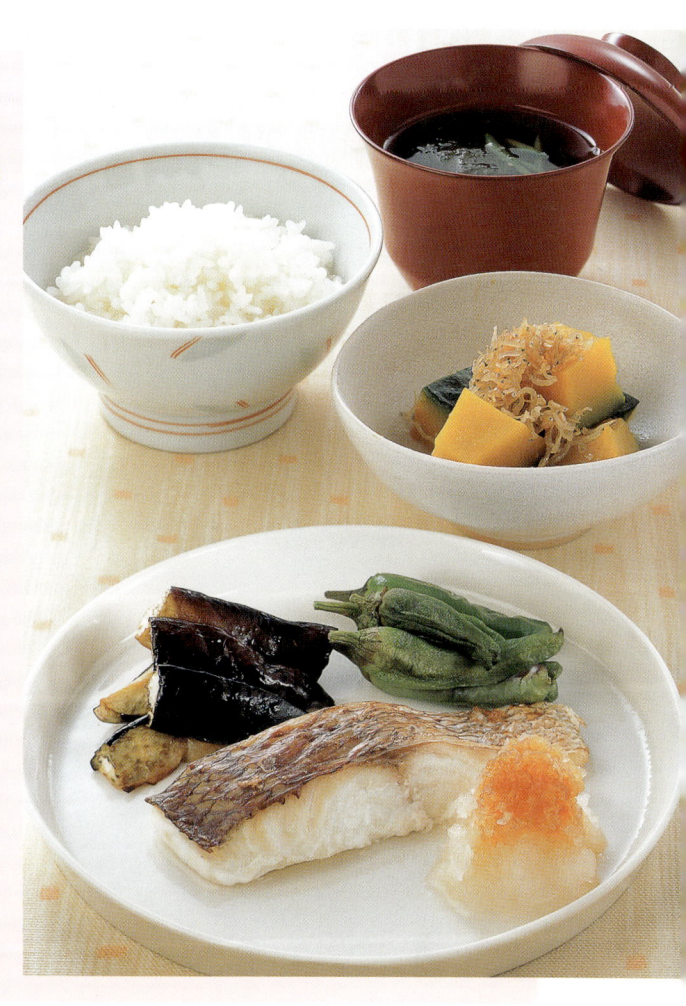

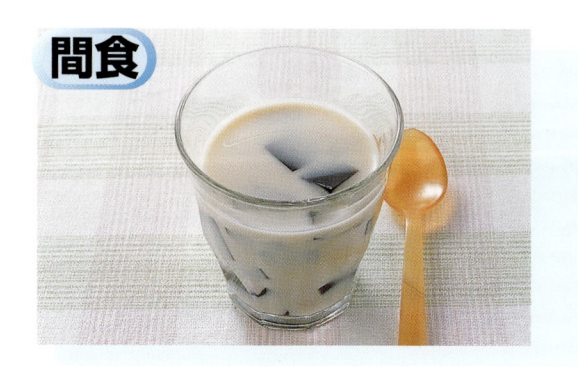

間食

間食	黒糖寒天ミルクかけ

	E(kcal)	P(g)	F(g)	食塩(g)
黒糖寒天ミルクかけ	89	4.0	1.0	0.2

食事計画｜献立例 5　　1,200 kcal

魚は種類，部位を選んで，低エネルギーの工夫を

朝

献立	1人分材料・分量（目安量）	作り方
ごはん（主食）	ごはん 120 g	
モロヘイヤのスープ（汁）	モロヘイヤ 25 g ベーコン 5 g 水 200 g 固形コンソメ 0.5 g 塩 1 g こしょう（少々）	① モロヘイヤは細かく刻み，ベーコンは1cmに切る。 ② 鍋にベーコンを入れて炒め，ベーコンから油が出てきたら，モロヘイヤを入れて炒め，水とコンソメを入れて3〜4分煮る。 ③ 塩，こしょうで味を調える。
ひじき入りたまご焼き（主菜）	ひじき 2 g 切干しだいこん 3 g 赤ピーマン 10 g 卵 50 g だし汁 10 g 塩 0.35 g しょうゆ 0.3 g 砂糖 0.5 g 油 2 g	① ひじきはざっと洗い，たっぷりの水に浸して戻す。切干しだいこんはたっぷりの水で戻す。赤ピーマンはせん切りにする。 ② それぞれ水気を切る。 ③ だしに油以外の調味料を入れて溶かしておく。 ④ 卵を溶きほぐして②③を入れて混ぜる。 ⑤ フライパンに油を熱して④を2回に分けて流し，八分通り焼けたら巻いていく。
だいこんとじゃこの和え物（副菜）	だいこん 80 g じゃこ 10 g しょうゆ 1.5 g	① じゃこはフライパンでからいりして，カリッとさせる。 ② だいこんの半分はせん切りにし，残りはおろす。 ③ せん切りにしただいこんにだいこんおろしを加えて混ぜ，器に盛り，じゃこを散らし，しょうゆをたらす。

昼

献立	1人分材料・分量（目安量）	作り方
ピーマンたっぷりドライカレー（主食）	ごはん 120 g 牛肉（ひき肉）40 g たまねぎ 40 g ピーマン 20 g 赤ピーマン 50 g セロリー 15 g しょうが 5 g にんにく 2 g ひまわり油 2 g カレー粉 1 g 塩 1 g こしょう（少々） 水 50 g 固形コンソメ 0.5 g アーモンド 2 g	① たまねぎ，ピーマン，セロリーはみじん切りにする。 ② しょうが，にんにくもみじん切りにする。 ③ フライパンに油と②を入れて火にかけて炒め，香りが出てきたら①を入れてしんなりするまで炒める。 ④ ③に牛肉を入れて炒め合わせ，肉の色が変わったら塩，こしょう，カレー粉を入れてさらに炒める。 ⑤ 固形コンソメと湯を入れて汁気がほとんどなくなるまで煮詰める。 ⑥ 器にごはんとドライカレーを盛り付け，いったスライスアーモンドを散らす。
ヨーグルトドリンク（飲み物）	ヨーグルト（無糖）50 g 牛乳 80 g はちみつ 5 g	① 材料をすべて混ぜ合わせる。好みで氷を入れてもよい。

肥満症

献立	1人分材料・分量（目安量）	作り方
夕 ごはん 主食	ごはん 120 g	
しいたけと こまつなの みそ汁 汁	生しいたけ 15 g こまつな 30 g だし汁 150 g みそ 8 g	① しいたけは石づきを取り除き、せん切りにする。 ② こまつなは食べやすい長さに切る。 ③ だしで①と②を煮てみそを溶き入れる。
かつおの たたき 主菜	かつお（たたき）80 g タアサイ 20 g たまねぎ 40 g 青じそ 1 g 長ねぎ 2 g しょうが 2.5 g しょうゆ 9 g 酢 9 g	① たまねぎと青じそはせん切りにする。 ② タアサイはゆでて4 cm長さに切る。 ③ かつおのたたきは食べやすい大きさに切る。 ④ 野菜とともに器に盛り付け、小口に切った長ねぎとおろししょうがを添えポン酢でいただく。
なすとオクラ のごま煮 副菜	なす 80 g オクラ 20 g だし汁 100 g 砂糖 2 g しょうゆ 4 g みりん 2 g いりごま 3 g	① なすはへたを取り除き、半分に切り、皮に細く包丁目を入れて水にさらす。 ② オクラは半分に切る。 ③ だしに調味料を入れて①を軟らかく煮て、オクラを入れて少し煮る。最後にごまを入れる。

● 乾物のもどし方と重量変化

食品名	もどし方	重量変化（倍）
米	30～60分水に浸す	1.2
豆類	豆の重量の4～5倍の水に5～8時間浸す	2.0
きのこ類（しいたけ・まいたけ）	漬かる程度の水またはぬるま湯に1～2時間浸す	3～5
海藻類（わかめ・ひじき）	重量の4～5倍の水に1～2時間浸す	5～6
はるさめ	重量の2～3倍の水またはぬるま湯に1～2時間浸す	4～5
かんぴょう	塩でもんで水洗いし、半透明になるまでゆでる	8～10
凍り豆腐	3～4倍の水またはぬるま湯に浸す	4～6
角寒天	水洗いしてから細かくちぎり、30分以上水に浸す	13

1日の栄養量

	E(kcal)	P(g)	F(g)	食塩(g)
朝	379	16.1	10.1	2.9
昼	467	17.0	14.4	1.4
夕	403	29.9	3.2	3.2
計	1,250	63.0	27.7	7.5

P：F：C　P 20.1　F 20.0　C 59.9　%

食事バランスガイド

主食 1 2 3 4 5 6 7
副菜 1 2 3 4 5 6 7
主菜 1 2 3 4 5 6 7
牛乳・乳製品 2 1 1 2 果物

「つ」(SV)とはサービング（食事の提供量の単位）の略

食事計画献立例5

食事計画 ｜ 献立例 5　　　1,200 kcal

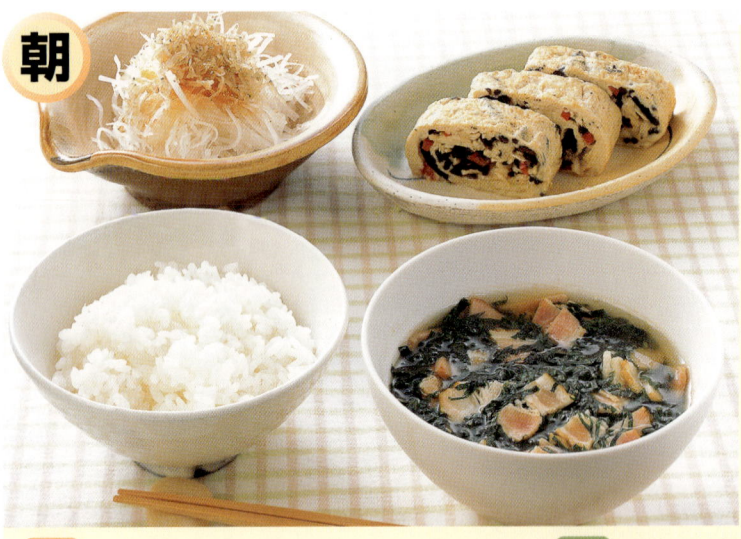

朝

● だいこんとじゃこの和え物は，だいこんをせん切りとおろしにしてボリューム感をアップ

主食	ごはん	
汁	モロヘイヤのスープ *variation* オクラのスープ	
主菜	ひじき入りたまご焼き *variation* あじの干物だいこんおろし添え	

副菜　だいこんとじゃこの和え物
variation きゅうりの即席漬け

	E(kcal)	P(g)	F(g)	食塩(g)
ごはん	202	3.0	0.4	0.0
モロヘイヤのスープ	31	1.9	2.1	1.3
ひじき入りたまご焼き	110	6.7	7.2	0.7
だいこんとじゃこの和え物	36	4.5	0.4	0.9

昼

● 低エネルギー献立のドライカレーは，野菜をたっぷり使って食べごたえも嵩もアップ

主食	ピーマンたっぷりドライカレー *variation* えびと野菜の丼　*p.122*
飲み物	ヨーグルトドリンク

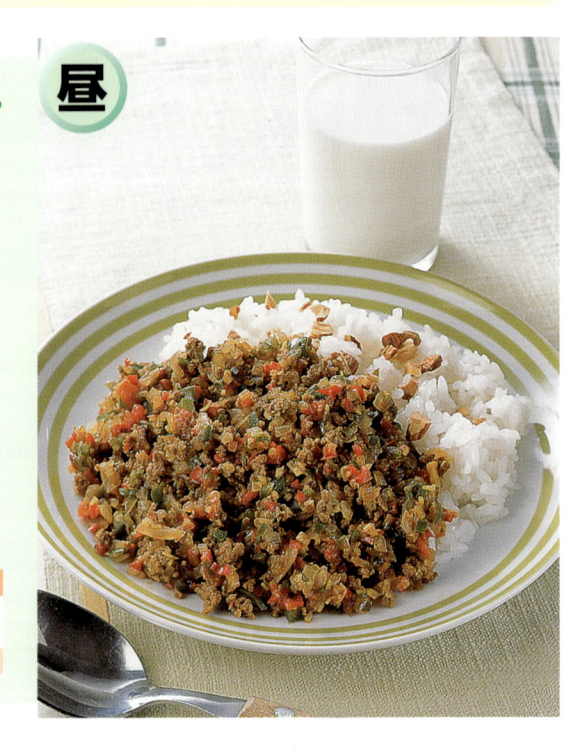

	E(kcal)	P(g)	F(g)	食塩(g)
ピーマンたっぷりドライカレー	368	12.5	9.9	1.3
ヨーグルトドリンク	99	4.5	4.5	0.1

| | 肥満症 |

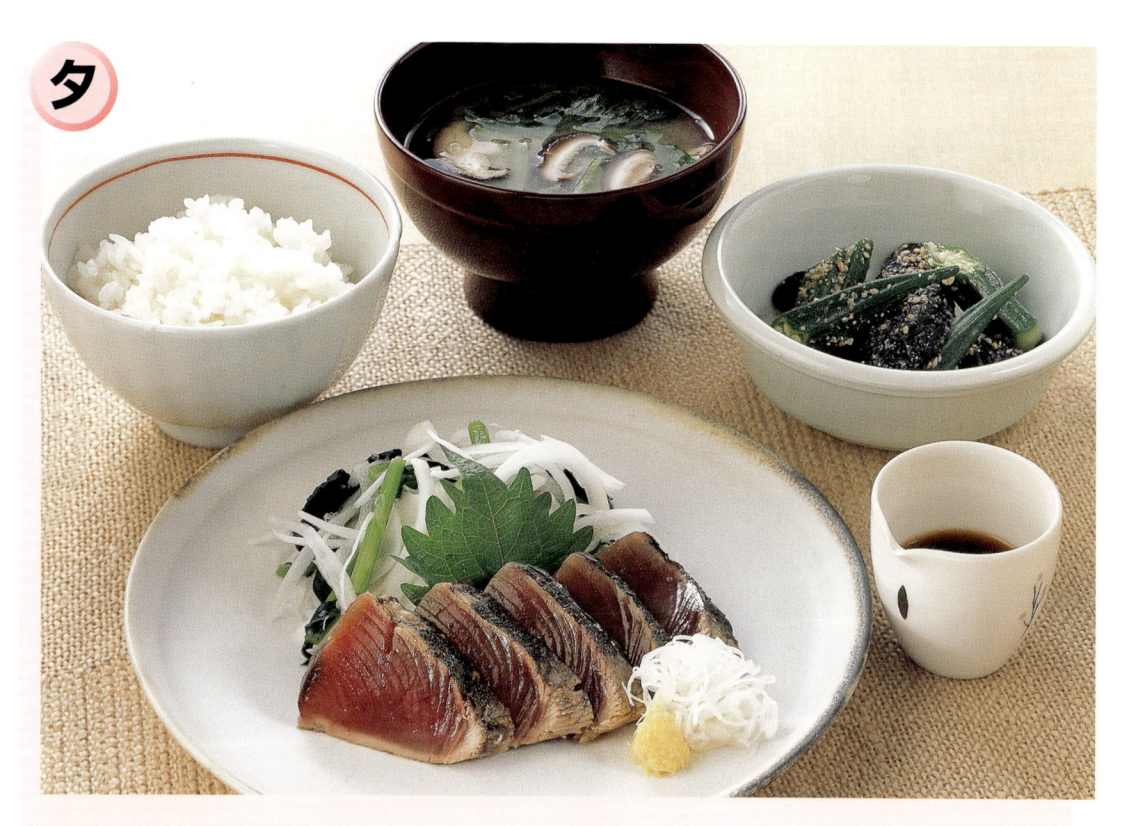

夕

● 刺し身も脂の少ない魚を選べば，量的にも満足。さらに野菜をたっぷり添えて

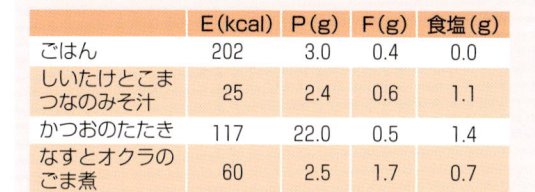

	E(kcal)	P(g)	F(g)	食塩(g)
ごはん	202	3.0	0.4	0.0
しいたけとこまつなのみそ汁	25	2.4	0.6	1.1
かつおのたたき	117	22.0	0.5	1.4
なすとオクラのごま煮	60	2.5	1.7	0.7

主食 ごはん

汁 しいたけとこまつなのみそ汁

主菜 かつおのたたき

副菜 なすとオクラのごま煮
variation なしのごま酢和え *p.135*

● 脂肪の少ない魚

魚介類の100g中の脂肪含有量（g）　　　　　　　　　　　　　　　五訂増補日本食品標準成分表より

うまづらはぎ（生）	0.3	かつお節	2.9	すけとうだら（生）	0.2
おこぜ（生）	0.2	削り節	3.2	まだら（生）	0.2
おひょう（生）	1.7	まがれい（生）	1.3	どじょう（生）	1.2
かさご（生）	0.3	まこがれい（生）	1.8	とびうお（生）	0.7
くろかじき（生）	0.2	子もちがれい（生）	6.2	はぜ（生）	0.2
まかじき（生）	1.8	干しかれい	3.4	とらふぐ養殖（生）	0.3
めかじき（生）	6.7	かわはぎ（生）	0.1	ひらめ（生）	2.0
かつお春獲り（生）	0.5	きす（生）	0.4	きはだまぐろ（生）	0.4
かつお秋獲り（生）	6.2	きびなご（生）	1.4	みなみまぐろ赤身（生）	0.1
そうだかつお（生）	2.8	ぐち（生）	0.8	めばちまぐろ（生）	1.2
なまり	0.7	こち（生）	0.5	わかさぎ（生）	1.7
なまり節	1.1	めごち（生）	0.1	あさり（生）	0.3

食事計画献立例5

食事計画 献立例 6　　1,200 kcal

嵩を増やす工夫をしたメニュー

朝

献立	1人分材料・分量（目安量）	作り方
ハムとチーズのトースト 主食	食パン 70 g プロセスチーズ 20 g ボンレスハム 20 g ピーマン 20 g	① ピーマンは輪切りにする。 ② 食パンにハム，チーズ，ピーマンの順にのせ，トースターで焼く。食べやすくするために半分位に切る。
キャベツのスープ 汁	キャベツ 50 g 低脂肪乳 80 g 塩 0.8 g 固形コンソメ 0.5 g 水 70 g パセリ（少々）	① キャベツは食べやすい大きさに切る。 ② 鍋に水とコンソメ，キャベツを入れて加熱する。 ③ キャベツが軟らかくなったら，牛乳を加えて2〜3分煮て塩で味を調える。 ④ 器に盛り付けてみじん切りのパセリを散らす。
ピクルス 副菜	たまねぎ 40 g にんじん 20 g セロリー 20 g 塩 1 g 砂糖 4 g 酢 8 g	① 野菜は食べやすい大きさに切る。 ② さっとゆで，調味料を合わせた中に漬ける。

昼

献立	1人分材料・分量（目安量）	作り方
ごはん 主食	ごはん 100 g	
さわらの西京焼き 主菜	さわら 60 g みそ 10 g 砂糖 2 g 酒 5 g	① みそに砂糖と酒を入れてのばす。 ② ラップの上に①をのばし，クッキングペーパーを上にのせ，ここにさわらをのせ半分にして2時間以上置いた後焼く。
酢ばす 副菜	れんこん 20 g 砂糖 2 g 塩 0.1 g 酢 1 g 水 30 g 赤とうがらし（少々）	① れんこんは皮をむいて薄く切り，水にさらす。 ② 調味料を合わせた中に，①を漬ける。
さといもの煮物 副菜	さといも（冷凍）60 g しょうゆ 4 g みりん 2 g 砂糖 2 g だし汁 50 g ゆず（適宜）	① だしに冷凍のさといもをそのまま入れて落しぶたをして加熱する。 ② 5分位煮たら，調味をしてさらにさといもが軟らかくなるまで煮る。 ③ 盛り付け，ゆずをおろして添える。
こまつなといりたまごの和え物 副菜	こまつな 60 g 卵 25 g 　塩 0.15 g 　砂糖 1 g 　だし汁 10 g 塩 0.5 g	① こまつなは2〜3分ゆで水に取り，ざるに上げて水気を切り，3〜4 cm長さに切り，だしは塩で下味をする。 ② 小鍋に溶きほぐした卵とだし，調味料を入れて混ぜ合わせ，弱火にかけてさいばしでいりつける。卵に火が通ったら火を止める。 ③ ①の水気を切り，②でさっくり合わせる。

	献立	1人分材料・分量（目安量）	作り方
夕	ごはん 主食	胚芽ごはん 100 g	
	きのこの 中華スープ 汁	しめじ 30 g 生しいたけ 20 g 長ねぎ 20 g 中華だし 150 g 塩 0.5 g パセリ（少々）	① しめじは石づきを取り除き，小房に分け，しいたけも石づきを取り，せん切りにする。 ② 長ねぎは斜めに切る。 ③ 中華だしを温め，①を入れて火を通して②を入れ，塩で味を調える。 ④ 器に盛り付け，みじん切りのパセリを散らす。
	豆腐ステーキ チンゲンサイ 炒め 主菜	木綿豆腐 100 g チンゲンサイ 70 g にんじん 10 g 万能ねぎ 2 g しょうゆ 2 g みりん 2 g 塩 0.2 g 酒 2 g 大豆油 3 g 中華だし 20 g	① 豆腐は2〜3つに切り，キッチンペーパに5分位包んで表面の水気を取る。 ② チンゲンサイは3〜4cmに切り，にんじんは3〜4cm長さの短冊に切る。 ③ 万能ねぎは小口切りにする。 ④ フライパンを火にかけ油を入れて熱し，①の両面を焼きつけ，器に盛り付ける。 ⑤ 同じフライパンに②を入れて軽く炒め，中華だしを入れて4〜5分煮て調味をする。 ⑥ 盛り付けた豆腐に⑤をかける。
	鶏レバーの 煮つけ 副菜	鶏レバー 40 g しょうゆ 5 g 砂糖 2.5 g 酒 10 g しょうが 2 g だし汁 20 g	① レバーは熱湯でさっと湯がき，ざるに上げる。 ② だしに調味料を入れて①を汁気がなくなるまで煮る。

	献立	1人分材料・分量（目安量）	作り方
間食	ハイビスカス ゼリー	ハイビスカスティー 100 g 砂糖 5 g ゼラチン 2.5 g 水 5 g レモン汁 6 g	① ゼラチンはふやかしておく。 ② ハイビスカスティーは熱湯で抽出し，砂糖を煮溶かし，レモン汁を加え①を溶かして器に流し入れて冷やし固める。

1日の栄養量

	E(kcal)	P(g)	F(g)	食塩(g)
朝	373	19.4	10.1	4.2
昼	438	21.9	9.4	2.8
夕	375	21.0	9.4	2.1
間食	29	2.2	0.0	0.0
計	1,215	64.5	29.0	9.1

P：F：C　P 21.2　F 21.5　C 57.3　%

食事バランスガイド

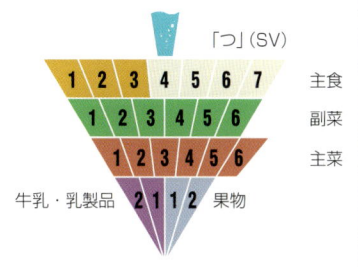

「つ」(SV)
主食 1 2 3 4 5 6 7
副菜 1 2 3 4 5 6
主菜 1 2 3 4 5 6
牛乳・乳製品 2 1 1 2 果物

「つ」(SV)とはサービング（食事の提供量の単位）の略

食事計画｜献立例 6　　　1,200 kcal

朝

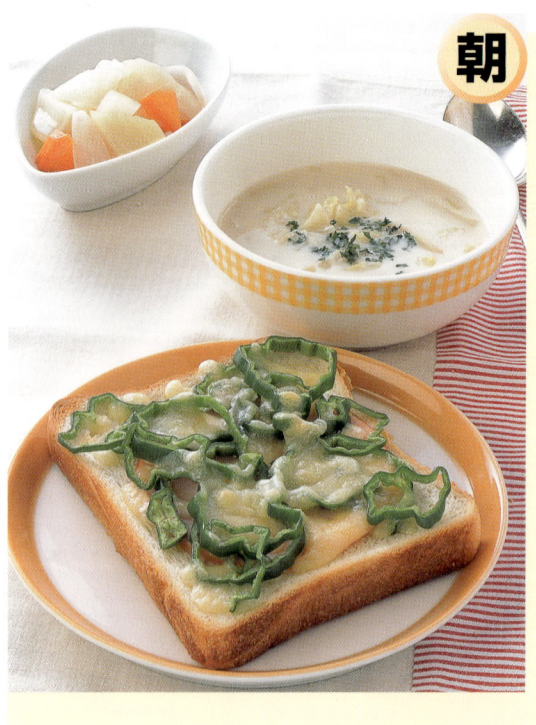

●食パンに野菜とチーズをのせて焼くと，バターやジャムを使わなくても

主食	ハムとチーズのトースト	
	variation	ピタパンサンド
汁	キャベツのスープ	
	variation	キャベツとあさりの蒸し煮 *p.131*
副菜	ピクルス	
	variation	ゆでカリフラワーのカレー風味

	E(kcal)	P(g)	F(g)	食塩(g)
ハムとチーズのトースト	281	15.0	9.1	2.0
キャベツのスープ	50	3.7	0.9	1.2
ピクルス	43	0.7	0.1	1.0

昼

●焼き魚につける前盛もたっぷり添えて

主食	ごはん	
主菜	さわらの西京焼き	
	variation	いかの磯辺焼き *p.127*
副菜	酢ばす	
	variation	即席ハリハリ漬け *p.134*
副菜	さといもの煮物	
	variation	さつまいものおろし和え
副菜	こまつなといりたまごの和え物	
	variation	しらたきの梅肉和え *p.133*

	E(kcal)	P(g)	F(g)	食塩(g)
ごはん	168	2.5	0.3	0.0
さわらの西京焼き	139	13.3	6.4	1.4
酢ばす	21	0.3	0.0	0.1
さといもの煮物	60	1.8	0.1	0.6
こまつなといりたまごの和え物	51	4.1	2.6	0.8

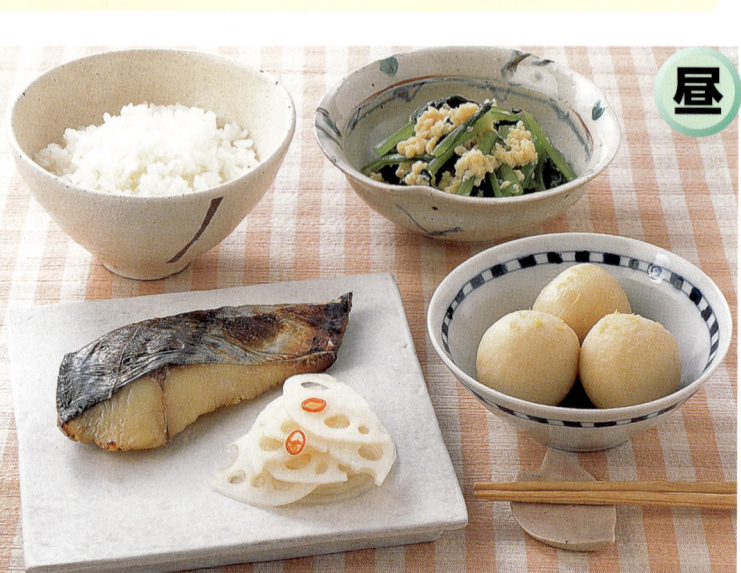

肥満症

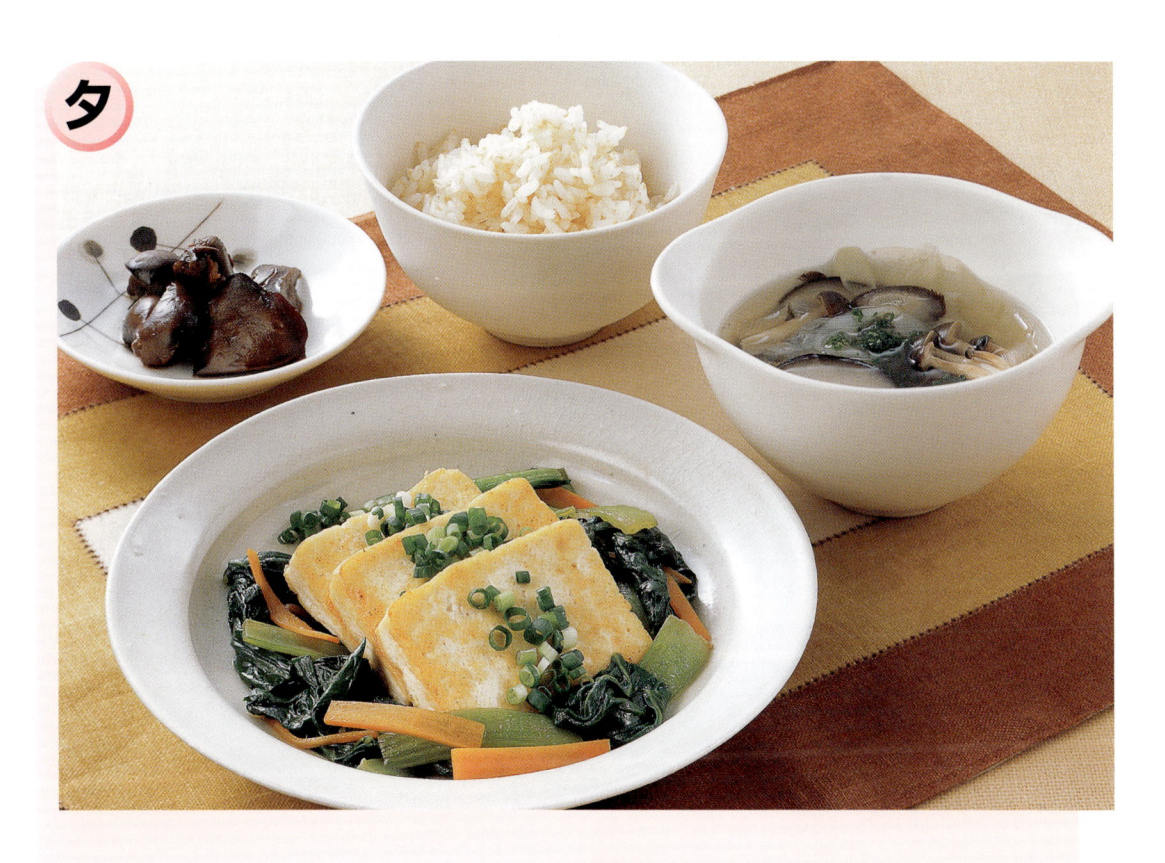

夕

●豆腐も大きくカットして焼きつけて
ボリューム感をアップ

	E(kcal)	P(g)	F(g)	食塩(g)
ごはん	167	2.7	0.6	0.0
きのこの中華スープ	19	2.7	0.3	0.6
豆腐ステーキチンゲンサイ炒め	120	7.5	7.3	0.6
鶏レバーの煮つけ	69	8.0	1.2	0.8

主食	ごはん
汁	きのこの中華スープ *variation* きのこのおろし和え *p.77*
主菜	豆腐ステーキチンゲンサイ炒め
副菜	鶏レバーの煮つけ *variation* 鶏レバーの炒め物

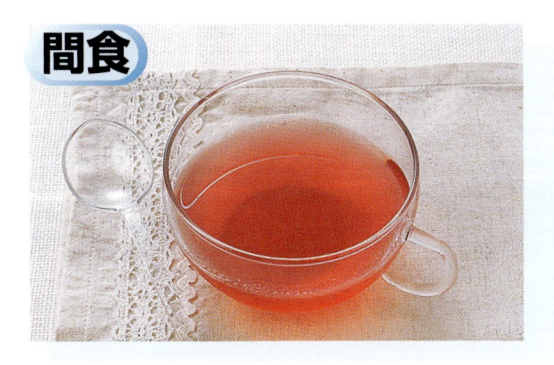

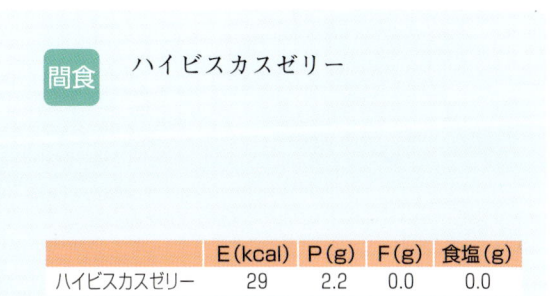

間食

| 間食 | ハイビスカスゼリー |

	E(kcal)	P(g)	F(g)	食塩(g)
ハイビスカスゼリー	29	2.2	0.0	0.0

食事計画献立例6

組合せ料理例

主食

えびと野菜の丼

材料・分量（目安量）

ごはん	120 g	塩	0.5 g
玄米ごはん	60 g	こしょう	(少々)
えび	60 g	しょうゆ	3 g
アスパラガス	40 g	鳥がらだし	60 g
生しいたけ	15 g	かたくり粉	1 g
長ねぎ	20 g	水	3 g
油	4 g		

作り方
① 玄米入りのごはんは通常通り炊く。
② えびは背わたを取り，殻をむく。アスパラガスは4〜5cm長さに切る。
③ 生しいたけは石づきを取り，せん切りにする。長ねぎは斜めせん切りにする。
④ えびをさっと炒め，アスパラガスを加え炒め合わせ，だしと調味を入れて，③を入れ少し煮て水溶きかたくり粉でとろ味をつける。
⑤ 盛り付けたごはんに④を盛り付ける。

●玄米を混ぜたごはんにして食べごたえをアップすることで満足感を出します。

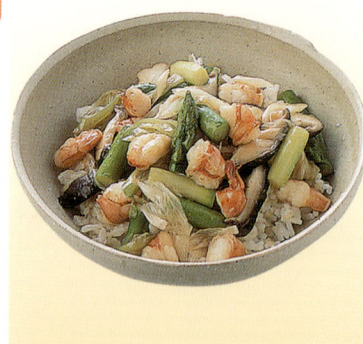

E(kcal)	P(g)	F(g)	食塩(g)
413	18.2	5.4	1.2

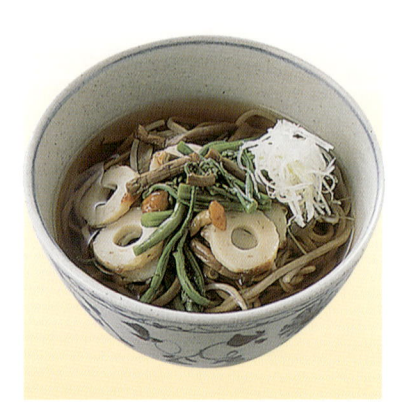

山菜そば

材料・分量（目安量）

そば（ゆで）	160 g	塩	0.5 g
竹輪	25 g	砂糖	1.5 g
長ねぎ	5 g	だし汁	200 g
ぜんまい（水煮）	15 g	しょうゆ	18 g
わらび（水煮）	20 g	酒	5 g
なめこ	8 g	みりん	10 g
だし汁	25 g		

作り方
① ぜんまい，わらびは4，5cm長さに切り，さっとゆでる。
② 鍋にだしと調味料を煮立て，①となめこを加えてさっと煮る。
③ 竹輪は輪切りに，長ねぎはせん切りにする。
④ そばつゆはだしを沸かして調味をする。
⑤ そばは湯で軽く温め，どんぶりに入れて②と竹輪，長ねぎを盛り，熱いつゆを注ぐ。

●低エネルギーの山菜やきのこを使ってボリューム感を出します。

E(kcal)	P(g)	F(g)	食塩(g)
303	13.5	2.2	3.9

じゃことたかなのごはん

材料・分量（目安量）

ごはん	150 g	じゃこ	5 g
たかな漬け	15 g	いりごま	1 g

作り方
① たかな漬けは水に少し漬け，塩抜きしてみじん切りにする。
② 小鍋にじゃこを入れてからからにいり，いりごまと合わせる。
③ ごはんに①②を混ぜるか，上にのせる。

●ごはんにじゃこなどのかみごたえのあるものをプラスすると食べごたえ感が出てきます。

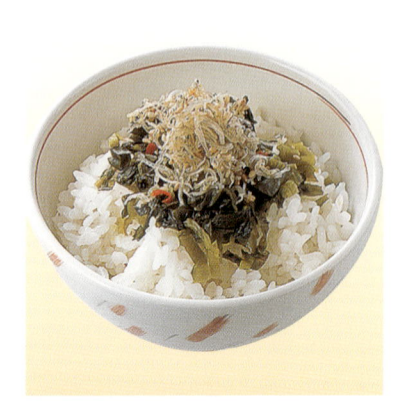

E(kcal)	P(g)	F(g)	食塩(g)
273	6.4	1.2	1.2

たけのこごはん

材料・分量（目安量）

米	60 g	塩	0.5 g
水	80 g	しょうゆ	6 g
たけのこ（ゆで）	20 g	みりん	3 g
油揚げ	10 g	木の芽	（少々）

作り方
① 米は浸水する。
② たけのこは大きめに切る。
③ 油揚げは熱湯に通し，短冊切りにする。
④ ①に調味料を混ぜて，②③を上にのせて炊く。木の芽を添える。

●たけのこごはんなどは，具を大きめに切るとボリューム感，食べごたえ感が出ます。

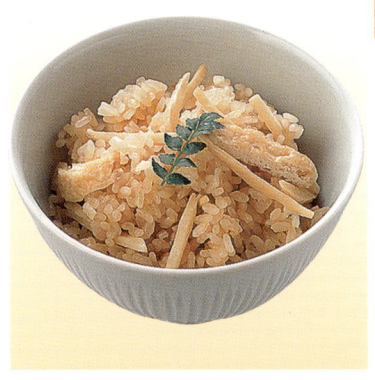

E(kcal)	P(g)	F(g)	食塩(g)
270	6.7	3.9	1.4

五目炊き込みごはん

材料・分量（目安量）

米	75 g	酒	6 g
鶏肉（もも）	20 g	うすくちしょうゆ	4 g
にんじん	20 g	塩	1 g
ごぼう	20 g	みつば	5 g
乾しいたけ	1 g		

作り方
① 米は浸水をしておく。
② 鶏肉は一口大のそぎ切りにする。
③ にんじん，ごぼうはせん切りにし，ごぼうは水にさらす。
④ 乾しいたけは戻し，せん切りにする。
⑤ ①に調味料を混ぜ合わせ，②③④を上にのせて炊き，炊き上がったら，2 cmに切ったみつばを合わせる。

●五目ごはんは，具をたっぷりと使いましょう。

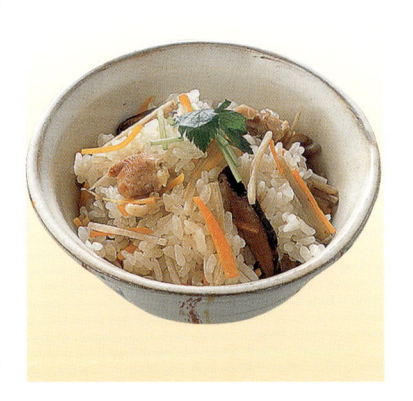

E(kcal)	P(g)	F(g)	食塩(g)
321	9.2	1.6	1.7

シーフードリゾット

材料・分量（目安量）

ごはん	110 g	バター	4 g
えび	20 g	洋風だし	100 g
ほたて	20 g	塩	0.8 g
ブロッコリー	40 g	粉チーズ	2 g

作り方
① えびは背わたを取り，殻をむき，大きければ切る。ほたては半分か4つに切る。
② ブロッコリーは小さめの小房にする。
③ バターで①②を炒め，スープを入れ少し煮て，ごはんを入れて熱くなったら塩で味を調えて火を止め，器に盛り付けて粉チーズを振りかける。

●リゾットにするとごはんの量が少なくても十分に満足する一品になります。

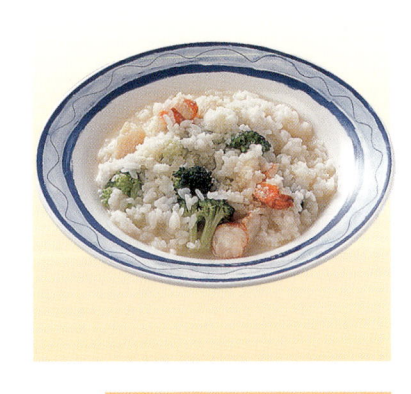

E(kcal)	P(g)	F(g)	食塩(g)
282	14.6	4.5	1.6

組合せ料理例

主食

手巻きずし

材料・分量（目安量）

米	65 g	たれ	3 g
酢	8 g	きゅうり	20 g
砂糖	2 g	たくわん	20 g
塩	0.8 g	青じそ	3 g
まぐろ	25 g	焼きのり	5 g
いか	20 g	わさび	(少々)
納豆	15 g	しょうゆ	3 g

作り方

① 米はかために炊いて合わせ酢を回しかけ，木じゃくしで切るように混ぜ，うちわであおぎながら冷まし，すしめしを作る。
② まぐろ，いかは棒状に切る。
③ 納豆はたれと合わせて混ぜる。きゅうり，たくわんは細く切る。
④ 器に青じそを敷いて具を盛り合わせ，すしめし，のり，しょうゆ，わさびを添える。

● ごはんをたくさん食べがちな手巻きずしのごはんは，一人分を盛り分けます。

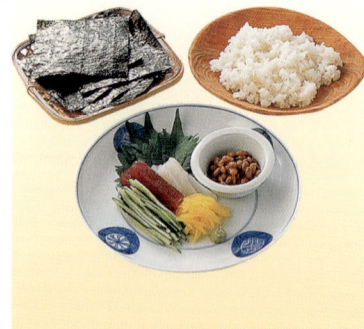

E(kcal)	P(g)	F(g)	食塩(g)
392	28.6	3.2	2.7

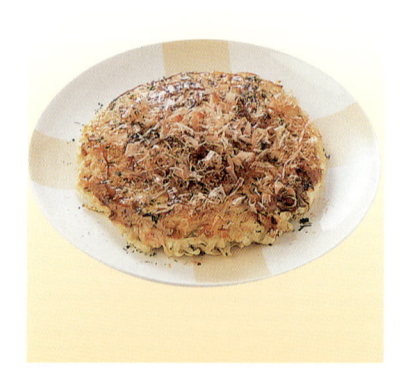

お好み焼き

材料・分量（目安量）

小麦粉	50 g	さくらえび	5 g
卵	50 g	油	3 g
水	70 g	とんかつソース	15 g
豚肉（もも）	30 g	かつお節	2 g
キャベツ	80 g	青のり	(少々)

作り方

① 豚肉は細めに切り，キャベツはせん切りにする。
② ボウルに小麦粉，卵，水，①，さくらえびを入れてよく混ぜ合わせる。
③ 油を薄めに引いて両面を焼き，とんかつソースを塗り，かつお節，青のりをのせる。

● お好み焼きは，キャベツをたっぷり使うとボリューム感も甘味も増します。

E(kcal)	P(g)	F(g)	食塩(g)
386	22.7	10.5	1.2

ビーフン

材料・分量（目安量）

ビーフン	50 g	ピーマン	15 g
豚肉（もも）	50 g	乾しいたけ	1 g
酒	2.5 g	油	8 g
塩	0.3 g	中華だし	45 g
にんじん	20 g	酒	5 g
たけのこ（ゆで）	15 g	塩	1 g
		しょうゆ	6 g

作り方

① ビーフンはたっぷりの湯でゆでて戻し，食べやすい長さに切る。
② 豚肉は一口サイズに切り，下味をつける。
③ にんじん，たけのこ，ピーマンはせん切りにする。
④ 乾しいたけは戻してせん切りにする。
⑤ 油で豚肉を炒め，色が変わったら③④を順次入れて炒め，しんなりしたら，①を入れて炒め合わせ，中華だしを入れて調味して味を調える。

● ビーフンのテクスチャーが食べごたえを増し，さらに具だくさんで満腹感が得られます。

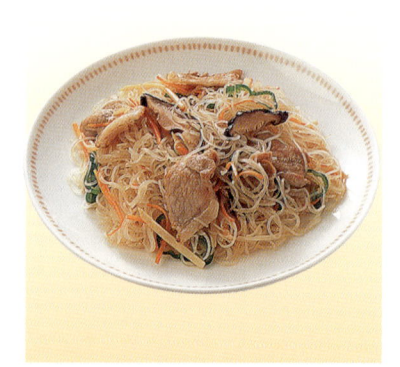

E(kcal)	P(g)	F(g)	食塩(g)
356	16.3	10.7	2.3

レタス包みごはん　とうがらしみそ炒め

材料・分量（目安量）

ごはん	110 g	油	3 g
レタス	80 g	トウバンジャン	2 g
鶏肉（むね）	30 g	酒	7.5 g
たけのこ（ゆで）	20 g	砂糖	1 g
生しいたけ	15 g	しょうゆ	9 g
生揚げ	30 g		

作り方
① レタス以外の材料は1cm弱の大きさに切る。
② 油で鶏肉，野菜，生揚げの順番で炒め，調味料を入れて汁気がなくなるまで炒める。
③ レタスにごはんと②を適宜のせ，包んでいただく。

● レタスにごはんと具を包んでいただくので，少ないごはんでも満足感が得られます。

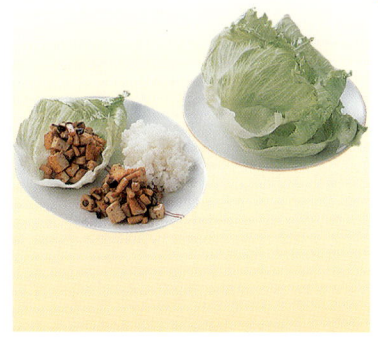

E(kcal)	P(g)	F(g)	食塩(g)
330	15.5	7.5	1.7

野菜のスープ落としたまご

材料・分量（目安量）

キャベツ	40 g	固形コンソメ	1 g
たまねぎ	30 g	水	150 g
トマト	40 g	塩	0.1 g
卵	50 g	こしょう	（少々）

作り方
① キャベツはざく切りにする。たまねぎ，トマトはくし型に切る。
② 水，コンソメ，①を火にかけ軟らかくなったら，味を調えて割ったたまごを静かに入れ，周りが白くなるまで火にかける。

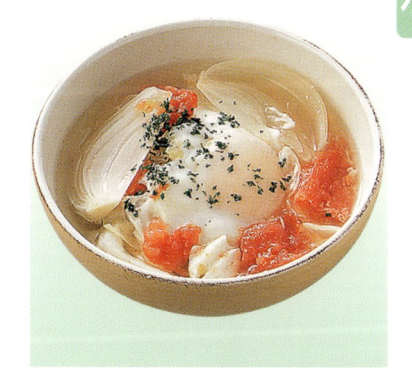

● スープに落としたまごを入れると立派な主菜を兼ねた汁物となります。

E(kcal)	P(g)	F(g)	食塩(g)
106	7.3	5.3	0.7

ソーセージと野菜のスープ

材料・分量（目安量）

ウインナーソーセージ	45 g	固形コンソメ	0.5 g
赤ピーマン	25 g	水	200 g
たまねぎ	30 g	塩	1 g
キャベツ	50 g	こしょう	（少々）
じゃがいも	40 g	粒マスタード	2 g

作り方
① 野菜は食べやすい大きさに切る。
② 水と野菜，ウインナーを火にかけ，野菜が軟らかくなったら味を調える。
③ 粒マスタードを添える。

● ソーセージも野菜と一緒にスープにするとボリューム感のある一品になります。

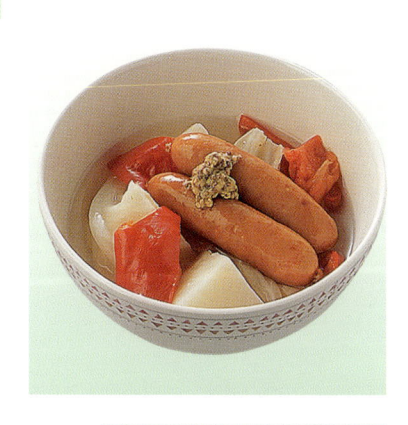

E(kcal)	P(g)	F(g)	食塩(g)
211	8.0	13.4	2.1

組合せ料理例

組合せ料理例

汁

じゃがいものみそ汁

材料・分量（目安量）

じゃがいも	50 g	豆みそ	12 g
万能ねぎ	3 g	だし汁	150 g

作り方
① じゃがいもは食べやすい大きさに切り，だしで軟らかくなるまで煮る。
② みそを加えて小口切りの万能ねぎを入れる。

● みそ汁もじゃがいもを使うと満腹感が得られます。

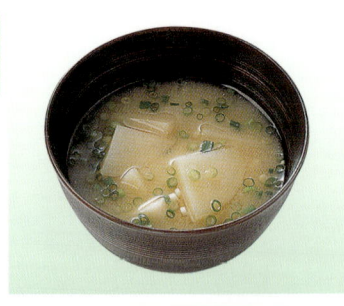

E(kcal)	P(g)	F(g)	食塩(g)
68	3.4	1.3	1.5

あさりの清し汁

材料・分量（目安量）

あさり	15 g	うすくちしょうゆ	2 g
みつば	3 g	だし汁	150 g
塩	0.5 g		

作り方
① だしにあさりを入れて火にかけ，あさりの口が開いたら，あくを取り除いて味をつける。椀に盛り，みつばを散らす。

● 貝類の汁物はうま味がたっぷり出るので，量は少なくても満足の一品になります。

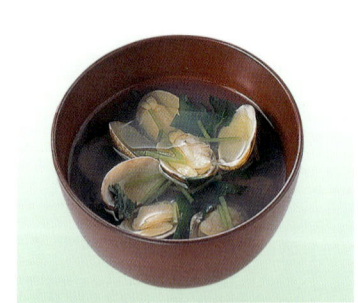

E(kcal)	P(g)	F(g)	食塩(g)
9	1.5	0.0	1.3

きのこのスープ

材料・分量（目安量）

マッシュルーム	50 g	固形コンソメ	1 g
生しいたけ	15 g	牛乳	100 g
たまねぎ	30 g	パセリ	（少々）
水	100 g		

作り方
① しいたけは石づきを取り薄切りにし，たまねぎはせん切りにする。
② 水とコンソメを火にかけ，温まったら①を入れてたまねぎが軟らかくなるまで煮込む。牛乳を入れて温め，刻んだパセリを散らす。

● エネルギーダウンにお勧めなきのこは，バリエーションを多くしましょう。

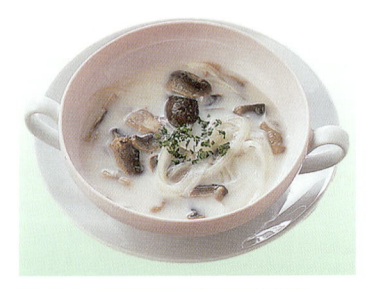

E(kcal)	P(g)	F(g)	食塩(g)
89	5.6	4.1	0.5

キャロットスープ

材料・分量（目安量）

にんじん	55 g	洋風だし	150 g
たまねぎ	15 g	こしょう	（少々）
バター（無塩）	4 g	生クリーム	10 g

作り方
① にんじん，たまねぎは薄切りにする。
② バターでたまねぎを炒め，しんなりしたらにんじんを入れさっと炒めスープを入れて煮る。
③ 軟らかくなったら，ミキサーにかけ，こしょうで味を調えて生クリームを入れる。

● ポタージュは濃度のある分，満腹感が得られます。

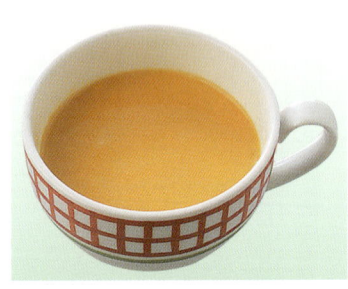

E(kcal)	P(g)	F(g)	食塩(g)
109	2.7	7.9	0.8

126　肥満症

ゆで豚のからし酢みそ

材料・分量（目安量）

豚肉（ロース）	80 g		酢	10 g
レタス	25 g		粉からし	0.2 g
きゅうり	30 g	A	みそ	15 g
赤ピーマン	40 g		砂糖	5 g
長ねぎ	10 g		酒	2 g

作り方
① 豚肉は塊のままでゆで，十分冷めたら薄切りにする。
② レタスは大きめにちぎり，きゅうり，赤ピーマン，長ねぎはせん切りにする。
③ 赤ピーマンはさっとゆでる。
④ Aを混ぜ合わせ酢みそを作る。
⑤ 野菜と豚肉を盛り合わせ，酢みそを添える。

●豚肉のロースの部位もゆでるとエネルギーダウンになります。

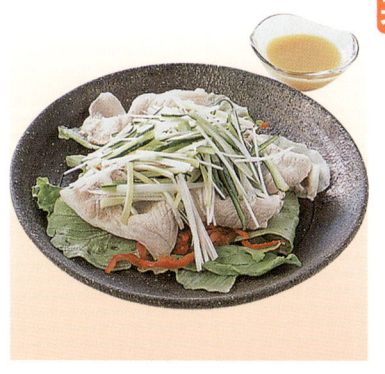

E(kcal)	P(g)	F(g)	食塩(g)
198	21.0	5.6	1.9

いかの磯辺焼き

材料・分量（目安量）

いか	80 g	塩	0.5 g
のり	0.2 g	しょうゆ	5 g
ごま油	2 g	ロケットサラダ	10 g

作り方
① いかは3，4つに切る。
② フライパンにごま油を入れていかの両面を軽く焼いて塩をする。
③ ②にのりを巻いて野菜と一緒に盛り付け，しょうゆを添える。

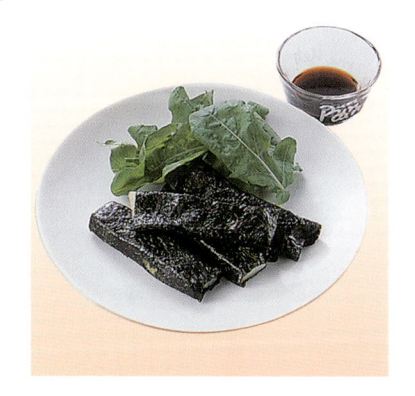

●いかを焼いてのりを巻くと少ない量でも，のりの風味で満足感が得られます。

E(kcal)	P(g)	F(g)	食塩(g)
95	15.1	3.0	1.9

えびとほたてのシチュー

材料・分量（目安量）

えび	50 g	小麦粉	5 g
ほたて	50 g	バター	5 g
油	5 g	牛乳	100 g
たまねぎ	30 g	固形コンソメ	1 g
にんじん	20 g	水	100 g
ブロッコリー	15 g	塩	0.4 g
		こしょう	(少々)

作り方
① えびは背わたを取り，殻をむく。ほたては半分に切る。
② たまねぎはくし型，にんじんは1cm厚さの半月かいちょうに切る。
③ ブロッコリーは小房にしてゆでておく。
④ バターを軟らかくして小麦粉と混ぜておく（ブールマニエ）。
⑤ 鍋にコンソメと水，②を入れて火にかけ野菜が軟らかくなったら，牛乳を加えてひと煮立ちさせ，ブールマニエを入れてとろ味をつけて5〜6分煮込む。
⑥ ①をフライパンで炒めて⑤に入れて味を調えてブロッコリーを入れる。

●魚介類のシチューは，えびやほたてを炒める油を少なくできます。

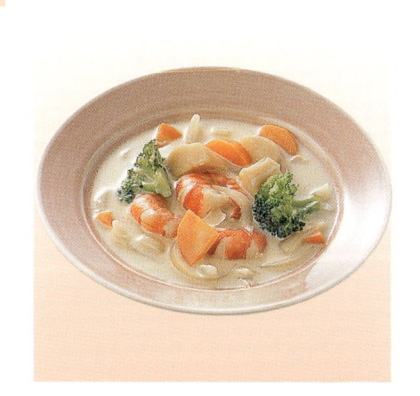

E(kcal)	P(g)	F(g)	食塩(g)
284	23.0	13.3	1.4

組合せ料理例

組合せ料理例

主菜

焼きあじの南蛮漬け

材料・分量（目安量）

あじ	80 g	だし汁	50 g
小麦粉	5 g	しょうゆ	10 g
なたね油	2 g	酢	15 g
ミニトマト	25 g	砂糖	3 g
レタス	40 g	赤とうがらし	（少々）
		長ねぎ	25 g

作り方
① だしと調味料，とうがらしをひと煮立ちさせ，せん切りのねぎを入れておく。
② あじは水気をふき取り，小麦粉を薄くまぶしつける。油を熱したフライパンに並べ入れ，両面をこんがりと焼く。ミニトマトも途中で加え，一緒に焼く。
③ ②が熱いうちに①の南蛮酢に漬け15〜20分置いて味をなじませる。
④ 器にレタスを敷いて盛り合わせる。

●揚げて作ることの多い南蛮漬けですが，焼くとエネルギーが大分少なくなります。

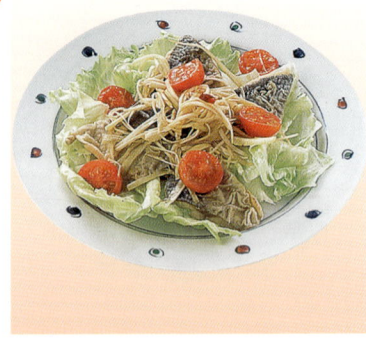

E(kcal)	P(g)	F(g)	食塩(g)
176	18.5	5.0	1.7

スペイン風オムレツ

材料・分量（目安量）

卵	50 g	塩	1 g
じゃがいも	50 g	こしょう	（少々）
たまねぎ	20 g	油	2 g
油	1 g	トマト	70 g
		レタス	30 g

作り方
① じゃがいもは1cm弱に切ってゆで，ざるに上げる。
② たまねぎは薄切りにして炒める。
③ 卵を溶きほぐし，①②を入れて塩，こしょうで調味する。
④ フライパンに油を熱し，③を入れてはしで手早く混ぜ，半熟状になったら形を整え，裏返して焼く。
⑤ 器に生野菜を添えて盛る。

●じゃがいもの入ったスペイン風オムレツは，冷めても美味しくいただける一品です。

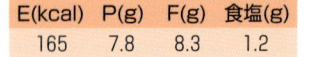

E(kcal)	P(g)	F(g)	食塩(g)
165	7.8	8.3	1.2

豚肉とピーマンのせん切り炒め

材料・分量（目安量）

豚肉（もも）	70 g	酒	5 g
ピーマン	70 g	砂糖	3 g
しょうが	3 g	塩	1 g
油	4 g	しょうゆ	2 g

作り方
① 豚肉はせん切りする。
② ピーマンは太めのせん切り，しょうがもせん切りにする。
③ 油を熱し，豚肉，しょうがを炒めて肉の色が変わったらピーマンを入れて炒め，ピーマンがしんなりしたら調味する。

●肉料理でボリューム感を出す工夫の一つは，野菜をたっぷりと使うことです。

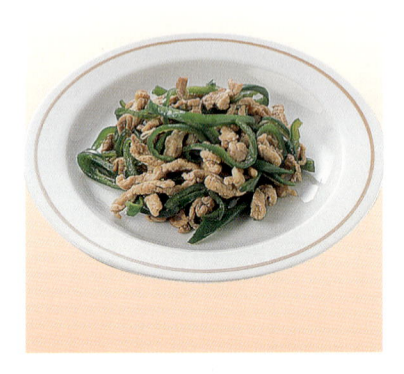

E(kcal)	P(g)	F(g)	食塩(g)
161	16.3	6.7	1.4

128　肥満症

鶏肉のにんじん衣揚げ

材料・分量（目安量）

鶏肉（むね）	50 g	小麦粉	2 g
塩	0.25 g	塩	0.8 g
こしょう	（少々）	揚げ油	（給油量）
小麦粉	0.5 g	レタス	30 g
にんじん	30 g	きゅうり	10 g
卵	25 g	レモン	10 g

作り方
① 鶏肉は一口サイズに切り，塩，こしょうをする。
② にんじんは短めのせん切りにする。
③ 卵，小麦粉，塩と②を混ぜ合わせ衣とする。
④ ①に小麦粉をまぶして③をつけ，170度の揚げ油でからっと揚げる。
⑤ 器にレタスと短冊に切ったきゅうりを敷き，レモンを添える。

●にんじんのせん切りを衣にすると甘味が加わりますが，ボリューム感も増します。

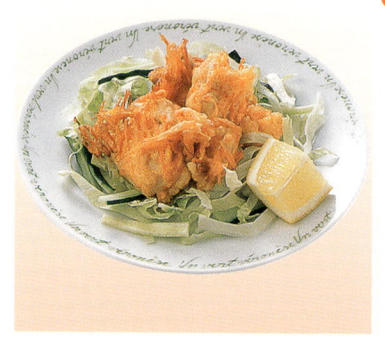

E(kcal)	P(g)	F(g)	食塩(g)
131	16.0	3.7	1.2

豚肉とだいずのトマト煮

材料・分量（目安量）

豚肉（もも）	30 g	洋風だし	150 g
だいず（ゆで）	30 g	塩	1.5 g
キャベツ	50 g	こしょう	（少々）
トマト	100 g		

作り方
① 豚肉はだいずと同じくらいの大きさに切る。
② キャベツ，トマトはざく切りにする。
③ だしを煮立て①を入れ，煮立ったらあくを取り除き，②とだいずを入れて煮て，キャベツが軟らかくなったら調味をする。

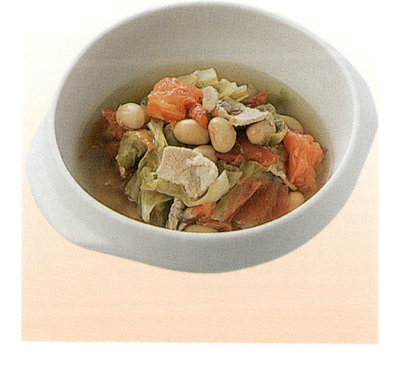

●トマトを煮物に使うと緑黄色野菜をたっぷり取ることができ，うま味もアップします。

E(kcal)	P(g)	F(g)	食塩(g)
131	14.4	4.0	2.3

うなぎのたまごとじ

材料・分量（目安量）

卵	50 g	だし汁	50 g
うなぎ蒲焼	40 g	みりん	10 g
たまねぎ	30 g	しょうゆ	9 g
切りみつば	10 g		

作り方
① うなぎ蒲焼は細く切る。
② たまねぎは薄切り，みつばは2，3cmに切る。
③ だし，調味料でたまねぎを煮て，軟らかくなったら①を入れ温まったら，溶きほぐした卵を回し入れてみつばを散らし，半熟状態で火を止める。

●うなぎはたまごとじにすると少ない量で，満足できる一品になります。

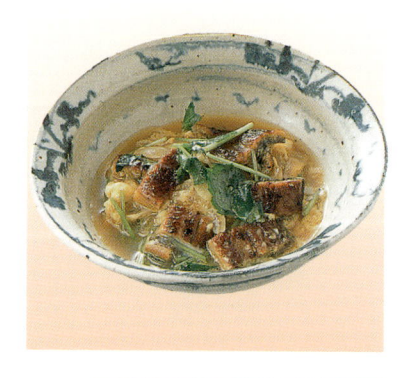

E(kcal)	P(g)	F(g)	食塩(g)
237	16.6	13.6	2.1

組合せ料理例

主菜

牛肉と野菜の炒め物

材料・分量（目安量）

牛肉（もも）	60 g	しょうが	5 g
セロリー	20 g	油	5 g
長ねぎ	20 g	塩	1 g
にんじん	30 g	しょうゆ	2 g
ピーマン	30 g		

作り方
① 牛肉は一口サイズに切る。
② セロリー，長ねぎは斜め薄切り，にんじんは短冊切り，ピーマン，しょうがはせん切りにする。
③ 油を熱し，①②を順次入れて炒め，調味する。

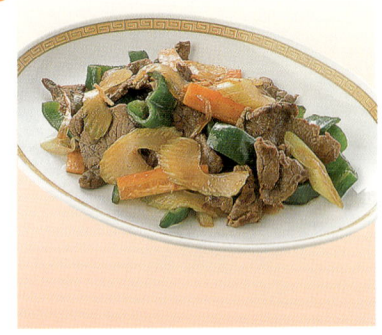

E(kcal)	P(g)	F(g)	食塩(g)
184	13.4	11.1	1.4

●脂の少ない牛肉は短時間加熱でふっくらと調理しましょう。

鶏肉とかぶのスープ煮

材料・分量（目安量）

鶏肉（手羽）	60 g	鳥がらだし	200 g
かぶ	60 g	酒	15 g
かぶの葉	20 g	しょうゆ	3 g
にんじん	20 g		

作り方
① 鶏肉は熱湯にくぐらせる。
② かぶは皮をむき，たて2～4等分に切る。かぶの葉は3cm長さに切る。にんじんは短冊に切る。
③ 鍋にだしと①を入れて火にかけ，ふたをして10分間煮て②を入れ，調味をしてさらに7～8分煮る。

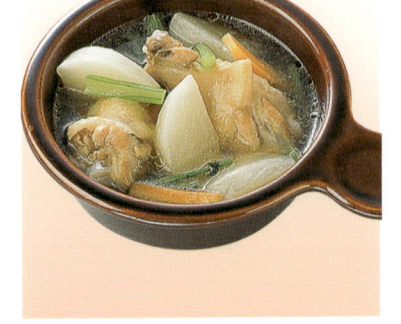

E(kcal)	P(g)	F(g)	食塩(g)
183	13.9	9.3	0.8

●骨付きの鶏手羽肉はボリューム感も出るし，スープにするとこくも出ます。

さけとれんこんのソテー

材料・分量（目安量）

さけ（生）	70 g	小麦粉	3 g
塩	0.5 g	にんにく	3 g
こしょう	（少々）	油	8 g
れんこん	70 g	酢	15 g
		塩	0.5 g

作り方
① さけは3つにそぎ切りにし，塩，こしょうをする。
② れんこんは1cm弱の厚さに切る。
③ にんにくは薄切りにする。
④ ①②に小麦粉を薄くはたく。
⑤ フライパンに油とにんにくを入れて火にかけ，にんにくがかりっとしたら取り出す。
⑥ ここに①と②を入れて両面をソテーし，塩をする。最後に酢を回しかける。盛り付けて⑤で取り出したにんにくを散らす。

E(kcal)	P(g)	F(g)	食塩(g)
246	17.0	12.8	1.2

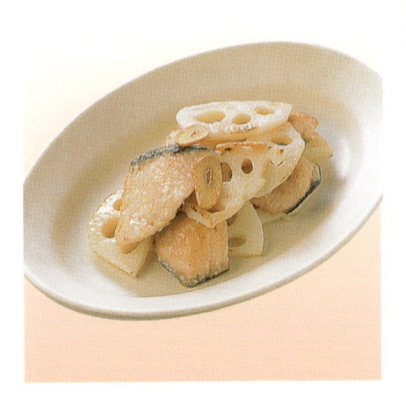

●魚と根菜であるれんこんと合わせて使うと食べごたえがアップする。

こんにゃくとししとうのオランダ煮

材料・分量（目安量）

こんにゃく	70 g	砂糖	1.5 g
ししとうがらし	30 g	しょうゆ	6 g
ごま油	1.5 g	かつお節	0.5 g
		だし汁	30 g

作り方
① こんにゃくは食べやすい大きさに切って下ゆでし，ざるに上げて水気を切る。
② ししとうがらしは，斜めに切る。
③ 鍋にごま油を入れて温まったら，①を入れて2〜3分間炒めてししとうがらを入れて，さっと炒め合わせる。
④ だしと調味料を入れ，汁気がなくなるまでいり煮にして，最後にかつお節を入れてひと混ぜして火を止める。

●こんにゃくはボリューム感を出すお助け食材で，少ない油でもこくが出ます。

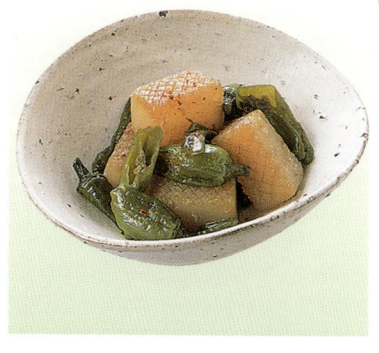

E(kcal)	P(g)	F(g)	食塩(g)
38	1.6	1.6	0.9

キャベツとあさりの蒸し煮

材料・分量（目安量）

キャベツ	80 g	しょうゆ	4 g
あさり（缶詰）	10 g	水	50 g

作り方
① 鍋にあさり缶の汁と水，しょうゆを入れて火にかけ，キャベツ，あさりを入れてふたをして，キャベツが軟らかくなるまで煮る。

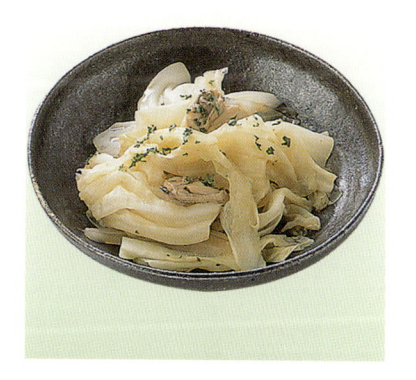

●春キャベツを使うときは，やわらかくなりやすいので加熱時間に気をつけます。

E(kcal)	P(g)	F(g)	食塩(g)
33	3.4	0.4	0.7

さといもと玉こんにゃくのみそ煮

材料・分量（目安量）

さといも（冷凍）	60 g	みそ	5 g
玉こんにゃく	40 g	砂糖	3 g
だし汁	50 g	酒	2 g

作り方
① こんにゃくは食べやすい大きさに切って下ゆでし，ざるに上げて水気を切る。
② だしに調味料を入れて火にかけ，温まったら凍ったままのさといもと①を入れて，さといもが軟らかくなるまで煮る。

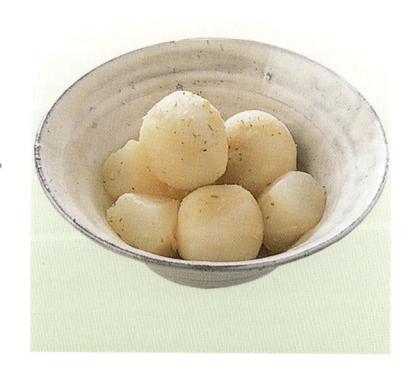

●こんにゃくもさといももあっさりした味なので，少量のみそでも使うとこくが出ます。

E(kcal)	P(g)	F(g)	食塩(g)
70	2.1	0.4	0.7

組合せ料理例

副菜

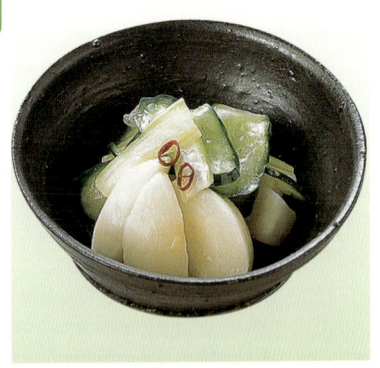

野菜の甘酢かけ

材料・分量（目安量）

かぶ	40 g	油	2 g
きゅうり	25 g	赤とうがらし	(少々)
セロリー	15 g	砂糖	2 g
塩	0.5 g	酢	6 g

作り方

① かぶはくし形，きゅうりは厚めの斜め切り，セロリーは短冊切りにし，塩をしてしばらく置き，水気が出てきたらしぼる。
② 赤とうがらしは小口切りにする。
③ 小鍋に油と②を入れて火にかけ，油が熱くなったら①にかけて混ぜ合わせ，砂糖，酢を入れてさらに混ぜ，しばらく置く。

E(kcal)	P(g)	F(g)	食塩(g)
42	0.7	2.1	0.5

●塩をした野菜に熱い甘酢をかけると漬物でもこくのある味となります。

コールスローサラダ

材料・分量（目安量）

キャベツ	25 g	フレンチドレッシング	6 g
にんじん	10 g	ヨーグルト（無糖）	10 g
セロリー	15 g		

作り方

① 野菜はせん切りにする。
② ドレッシングとヨーグルトを合わせたもので①を和える。

E(kcal)	P(g)	F(g)	食塩(g)
42	0.9	2.9	0.2

●ドレッシングとヨーグルトを合わせているので，エネルギー量を抑えることができます。

ポテトサラダ

材料・分量（目安量）

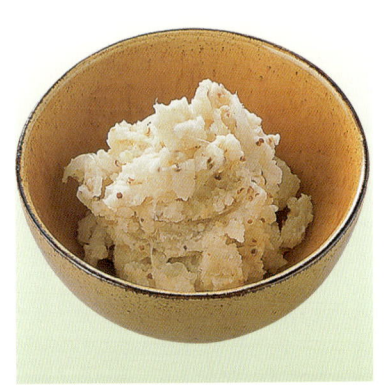

じゃがいも	50 g	マヨネーズ	10 g
塩	0.2 g	粒マスタード	6 g
こしょう	(少々)		
たまねぎ	10 g		

作り方

① じゃがいもは軟らかくゆで，熱いうちにつぶし，塩，こしょうをする。
② たまねぎはせん切りにして水にさらす。
③ マヨネーズと粒マスタードを合わせたもので①②を和える。

E(kcal)	P(g)	F(g)	食塩(g)
126	1.5	8.6	0.6

●ポテトサラダにマスタードを合わせて使うとマヨネーズの量を抑えられます。

なすの香味だれかけ

材料・分量（目安量）

なす	60 g	しょうゆ	4 g
しょうが	2 g	コチジャン	2 g
長ねぎ	10 g		

作り方
① なすはへたを取り，ラップに包んでレンジにかける。食べやすい大きさに切る。
② しょうが，長ねぎはみじん切りにして調味料と混ぜる。
③ ①を器に盛り，②をかける。

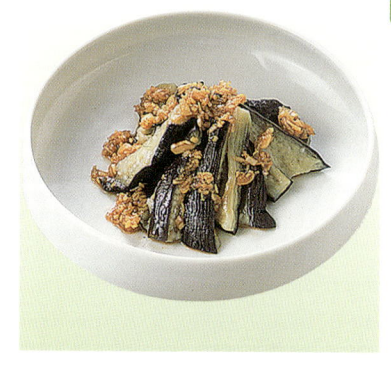

● なすはしょうが，ねぎだれでいただくと蒸し調理でも濃厚な味わいの一皿になります。

E(kcal)	P(g)	F(g)	食塩(g)
19	1.0	0.1	0.6

柿なます

材料・分量（目安量）

かき	40 g	A	ゆず（果汁）	1 g
だいこん	40 g		酢	6 g
塩	0.5 g		砂糖	2 g
			塩	0.1 g

作り方
① Aを混ぜておく。
② かきは3〜4cm長さの短冊切りにして①をかけておく。
③ だいこんもかきと同じ大きさに切り，塩を少々してしばらく置き，しなやかになったら汁気をしぼる。
④ ②と③を合わせる。

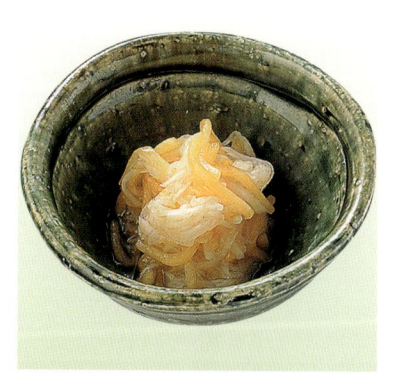

● 果物を使ったなますは，砂糖を使わなくても十分甘さのある料理になります。

E(kcal)	P(g)	F(g)	食塩(g)
41	0.3	0.1	0.6

しらたきの梅肉和え

材料・分量（目安量）

しらたき	40 g	万能ねぎ	1 g
酒	5 g		
梅干し	3 g		
酒	5 g		

作り方
① しらたきは適当な長さに切り，鍋に入れて，酒を入れて，からいりにして水気を飛ばし，火を止める。
② 梅肉は酒でのばし，①を和える。小口にした万能ねぎを散らす。

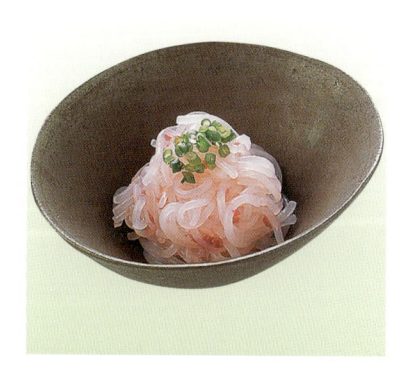

● しらたきも梅干しをペーストにして和えると立派な小鉢になります。

E(kcal)	P(g)	F(g)	食塩(g)
18	0.8	0.1	0.1

組合せ料理例

副菜

なしの黒こしょう和え

材料・分量（目安量）

なし	80 g	こしょう	（少々）
カテージチーズ	20 g		

作り方
① なしは食べやすい大きさに切り，カテージチーズとこしょうで和える。

E(kcal)	P(g)	F(g)	食塩(g)
55	2.9	1.0	0.2

●なしを黒こしょうで和えただけですが，しっかりした一皿になっています。

にんじんのサラダ

材料・分量（目安量）

にんじん	50 g	レーズン	2 g
塩	0.5 g	フレンチドレッシング	5 g

作り方
① にんじんはせん切りにするかピーラーで薄くそぎ切りにし，塩をしてしばらく置く。
② レーズンはさっと熱湯をかけておく。
③ しんなりしたらドレッシングで和える。

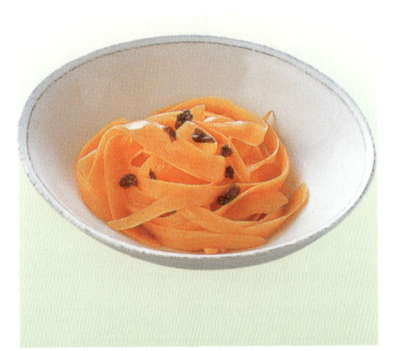

E(kcal)	P(g)	F(g)	食塩(g)
45	0.4	2.1	0.7

●にんじんをリボン状に切ることで，ボリューム感がアップします。

即席ハリハリ漬け

材料・分量（目安量）

切干しだいこん	5 g	酢	10 g	
刻み昆布	0.5 g	酒	5 g	
にんじん	20 g	砂糖	2 g	つけ汁
万能ねぎ	1 g	しょうゆ	1 g	
赤とうがらし	（少々）	塩	0.5 g	

作り方
① つけ汁の調味料を混ぜておく。
② こんぶははさみで細かく切って①のつけ汁に漬け込む。
③ 切干しだいこんは洗い，熱湯の中でさっとゆでて水に取り，ざるに上げ，水気を切り，食べよい長さに切る。
④ にんじんはやや太めのせん切りにする。赤とうがらしは小口切りにする。
⑤ ③④を②のつけ汁に加えて混ぜ，表面を押して汁となじませる。30分以上置く。食べるときに万能ねぎを振る。

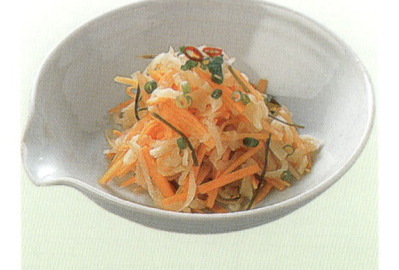

E(kcal)	P(g)	F(g)	食塩(g)
39	0.6	0.1	0.8

●ハリハリ漬けはかみごたえがあるので，少ない量でも満足のいく一品になります。

ひじきの炒め煮

材料・分量（目安量）

ひじき	8 g	油	2 g
油揚げ	5 g	だし汁	100 g
にんじん	20 g	砂糖	4 g
しらたき	30 g	しょうゆ	6 g
みずな	5 g		

作り方
① ひじきは水に20分位漬けて戻し，よく洗って食べやすく切る。
② しらたきは食べやすく切って下ゆでし，にんじんはせん切りにする。油揚げは短冊に切る。
③ 鍋でひじき，しらたき，にんじんを炒め，だし，砂糖，しょうゆを入れて10～15分煮る。みずなを入れてひと混ぜする。

● ひじきの炒め煮にしらたきを入れるとボリュームがアップします。

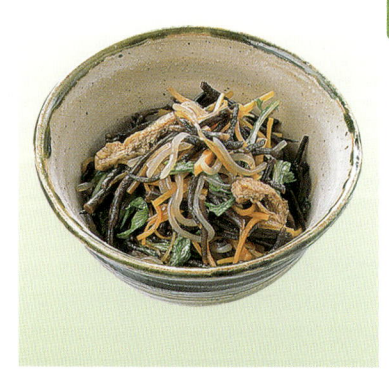

E(kcal)	P(g)	F(g)	食塩(g)
81	2.8	3.8	1.3

なしのごま酢和え

材料・分量（目安量）

なし	40 g	酢	3 g
きゅうり	25 g	砂糖	2 g
塩	0.15 g	塩	0.5 g
きくらげ（乾）	1 g	だし汁	8 g
いりごま	4 g		

作り方
① なしは短冊に切る。
② きゅうりは笹うちにして塩をし，しんなりしたら水気をしぼる。
③ きくらげは戻し，せん切りにする。
④ 調味料を混ぜ合わせ，具を合わせ，最後にごまを振る。

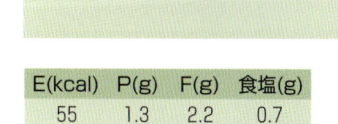

● いりごまは，少し刻んで使うと少量でもこくが出ます。

E(kcal)	P(g)	F(g)	食塩(g)
55	1.3	2.2	0.7

えびの中華風味ゆで

材料・分量（目安量）

くるまえび（有頭）	40 g	八角	（少々）
塩湯		長ねぎ	10 g
しょうが	3 g	ごま油	1 g
実さんしょう	（少々）		

作り方
① えびは殻付きのまま，背わたを取り，腹側に竹串を刺して丸まらないようにする。
② 長ねぎはせん切りにし，しょうがは薄切りにする。
③ ゆで湯にしょうがと実さんしょう，八角を入れて香りを出し，①を2～3分ゆで，ざるに取る。

● 殻付きのままゆでるとむく手間がかかる分，満足感もアップします。

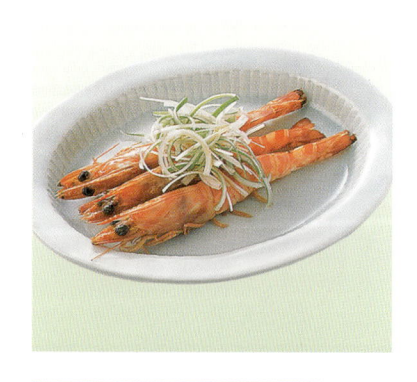

E(kcal)	P(g)	F(g)	食塩(g)
52	8.9	1.3	0.2

副菜

組合せ料理例

組合せ料理例

デザート・間食

フルーツのヨーグルト和え

材料・分量（目安量）
バレンシアオレンジ	100 g
キウイ	20 g
ヨーグルト（無糖）	80 g

作り方
① フルーツは食べやすい大きさに切り，ヨーグルトと合わせる。

●無糖のヨーグルトにフルーツを合わせるとおいしくいただけます。

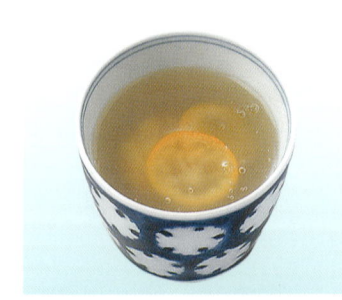

E(kcal)	P(g)	F(g)	食塩(g)
99	4.1	2.5	0.1

くず湯・きんかん風味

材料・分量（目安量）
くず粉	5 g	きんかん	20 g（2個）
水	120 g	砂糖	4 g
砂糖	3 g	レモン汁	3 g

作り方
① きんかんは輪切りにして種を除き，砂糖，レモン汁をかけてしばらく置く。
② 水と砂糖，くず粉をかき混ぜながら煮立て火を止め，①を入れる。

●きんかんの砂糖漬けをくず湯に入れると体も温まり，風味もアップします。

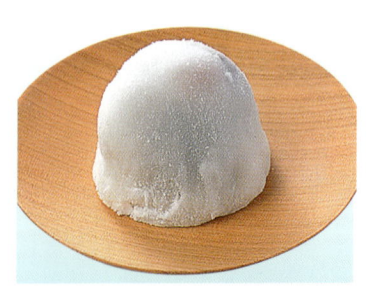

E(kcal)	P(g)	F(g)	食塩(g)
59	0.1	0.2	0.0

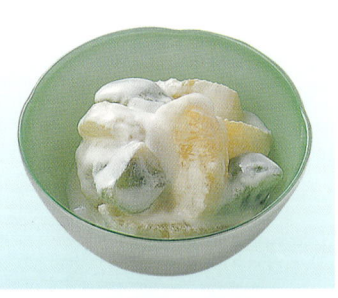

いちご大福

材料・分量（目安量）
白玉粉	15 g	つぶしあん	20 g
砂糖	1.5 g	いちご	15 g（1粒）
水	30 g		

作り方
① 耐熱ボールに白玉粉，砂糖，水の半量を入れ，なめらかになるまでよく混ぜ，残りの水を加えてとろとろになるまで混ぜる。
② ラップをして600Wのレンジで1分加熱をし，取り出してゴムベラでよく混ぜ，さらにレンジで1分半加熱，混ぜるを2回行い，かたくり粉を敷いたバットなどに取る。
③ いちごをあんで包み，②のぎゅうひで包む。

●フルーツの入った大福は，エネルギーがだいぶ抑えられます。

E(kcal)	P(g)	F(g)	食塩(g)
115	2.2	0.3	0.0

パンケーキ，にんじんジャム

材料・分量（目安量）
小麦粉	25 g		にんじん	40 g
ベーキングパウダー	1 g		ネーブルオレンジ	25 g
卵	12.5 g	牛乳 40 g	レモン汁	4 g
砂糖	1.5 g	塩 0.1 g	砂糖	10 g
			水	15 g

（右側：ジャム）

作り方
① 小麦粉とベーキングパウダーを合わせてふるう。
② 卵に砂糖，塩と牛乳を入れて混ぜ合わせて①を入れ，混ぜ合わせる。
③ テフロンのフライパンで②を焼く。
④ にんじんはすり下ろして鍋に入れ，房から出したネーブル，レモン汁，砂糖，水も入れて火にかけ，煮詰めてジャムを作る。

●オレンジを加えたにんじんジャムは彩りも風味もよい一品となります。

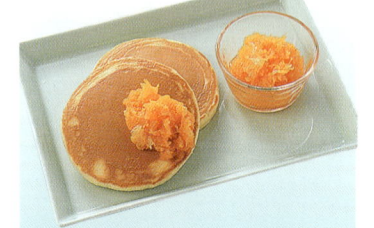

E(kcal)	P(g)	F(g)	食塩(g)
210	5.3	3.3	0.4

肥満症

ラテ風抹茶ゼリー

材料・分量（目安量）
抹茶	1 g	ゼラチン	0.5 g
砂糖	3 g	牛乳	50 g
水	50 g	砂糖	1 g

作り方
① ゼラチンは水に入れふやかしておく。
② 抹茶は砂糖と合わせておく。
③ 水を火にかけ、温め、①のゼラチンを溶かし、②を入れて溶かす。水で囲み、粗熱を取り、器に入れて冷やし固める。
④ 固まったゼリーをほぐし、砂糖を入れて牛乳をかける。

● ゼリーは少量でも崩して牛乳と合わせると、満足感が得られます。

E(kcal)	P(g)	F(g)	食塩(g)
54	2.4	2.0	0.1

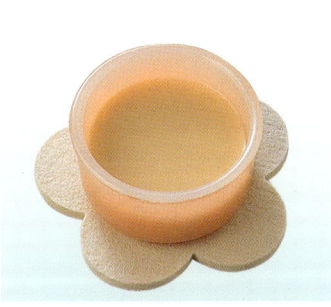

豆乳ゼリー

材料・分量（目安量）
豆乳	50 g	砂糖	7 g ┐シロップ
砂糖	2 g	水	25 g ┘
水	25 g		
粉寒天	0.25 g		

作り方
① 分量の水に粉寒天を溶かし入れてしばらく置き、火にかけて寒天を煮溶かし、砂糖、豆乳を入れて器に流し、冷やし固める。
② シロップを作り、固まった①に添える。

● 豆乳を使ってエネルギーを抑え、さらに甘味はシロップで補うと砂糖の量を控えられます。

E(kcal)	P(g)	F(g)	食塩(g)
58	1.8	1.0	0.0

ビスコッティー（5人分）

材料・分量（目安量）
卵	60 g	牛乳	30 g
果糖	50 g	インスタントコーヒー	（少量）
小麦粉	180 g	ローストアーモンド	30 g
ベーキングパウダー	1.5 g		

作り方
① 小麦粉とベーキングパウダーを合わせてふるっておく。
② 卵を泡立て器でざっとほぐし、果糖を入れ、コーヒーを溶いた牛乳を混ぜ、さらに①と粗く刻んだアーモンドを入れて、手でこねて1つにまとめる。
③ 厚さ1cm幅5cm程の長方形に形作り、150～160℃のオーブンで25分焼く。
④ オーブンから取り出し、少し冷まして端から1cm厚さに切る。天板に切り口を上にして並べ、再び150～160℃で6～7分焼く。

● イタリアのかたい菓子です。コーヒーに浸していただきましょう。

E(kcal)	P(g)	F(g)	食塩(g)
228	5.7	5.3	0.1

＊上記は1人分の数値

オートミールクッキー（10人分）

材料・分量（目安量）
小麦粉	50 g	砂糖	30 g
シナモン	2 g	牛乳	30 g
ベーキングパウダー	0.5 g	オートミール	70 g
バター	50 g	干しぶどう	30 g

作り方
① 小麦粉、シナモン、ベーキングパウダーを合わせてふるう。
② バターを軟らかくし、砂糖を入れて白っぽくなるまで練り合わせる。牛乳を混ぜ合わせ、①とオートミール、レーズンを混ぜる。
③ 20個ほどに丸めて天板に並べ、160～170℃のオーブンで15分前後焼く。

● オートミールを使ったクッキーは、嵩がアップされてかみごたえも増します。

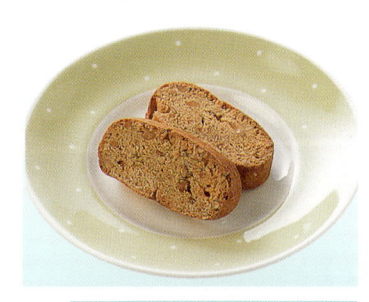

E(kcal)	P(g)	F(g)	食塩(g)
106	1.6	4.7	0.1

＊上記は1人分の数値

デザート・間食

組合せ料理例

組合せ料理例

デザート・間食

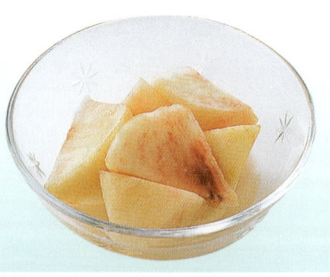

もものワイン漬け

材料・分量（目安量）
もも	100 g
白ワイン	45 g
砂糖	3 g

作り方
① ももは適当な大きさに切る。
② ワインと砂糖を混ぜ合わせて①を漬けておく。

●ワインの香りがももの甘さを引き立てます。

E(kcal)	P(g)	F(g)	食塩(g)
84	0.6	0.1	0.0

わらび餅（4人分）

材料・分量（目安量）
わらび粉	80 g	砂糖	30 g	きな粉	15 g
水	300 g	抹茶	1 g	砂糖	3 g

作り方
① わらび粉，砂糖，抹茶を混ぜ合わせ，鍋に入れ，水を入れてよく混ぜる。
② 火にかけ，木じゃくしで透明になるまで鍋の底から混ぜ続ける。火から下ろし，粗熱を取る。
③ きな粉と砂糖をよく混ぜ，バットなどに半量を敷き，②を入れて平らにし，上から残りのきな粉を振りかけ，冷蔵庫で冷やす。
④ 乾いたまな板にあけ，一口大に切る。

●手作りにすると甘味も抑えられ，ボリューム感がでます。

E(kcal)	P(g)	F(g)	食塩(g)
115	1.4	0.9	0.0

＊上記は1人分の数値

カップケーキ（2人分）

材料・分量（目安量）
ホットケーキミックス	50 g	干しあんず	10 g
卵	25 g		
牛乳	25 g		

作り方
① 干しあんずは熱湯をかけ，水気を切り，1cm角に切る。
② ホットケーキミックス，卵，牛乳はよく混ぜ合わせる。
③ ②に①を合わせ，カップケーキの形に流し入れ，150～160℃のオーブンで15分前後焼く。

●手作りにするとカップケーキもエネルギーが抑えられます。

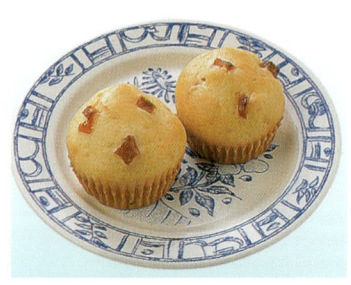

E(kcal)	P(g)	F(g)	食塩(g)
133	4.3	2.8	0.3

＊上記は1人分の数値

フルーツ白玉（2人分）

材料・分量（目安量）
白玉粉	30 g	水	50 g
水	25 g	砂糖	5 g
キウイ	30 g	しょうが汁	2 g
いちご	30 g	レモン汁	2 g

作り方
① 白玉粉に水を少しずつ合わせて耳たぶくらいの生地にこねる。
② 一口サイズの団子に丸めて平らに押し，沸騰湯でゆで，冷水に取って冷ます。
③ フルーツは白玉と同じくらいの大きさに切る。
④ 水，砂糖を煮溶かし，冷めたらしょうが汁とレモン汁を混ぜる。
⑤ ④に②③を混ぜる。

●白玉にフルーツを和えると甘さが少なくても満足感が得られます。

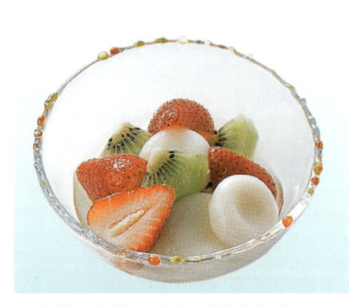

E(kcal)	P(g)	F(g)	食塩(g)
79	1.2	0.2	0.0

＊上記は1人分の数値

料理さくいん （デ間⇒デザート・間食を示す）

ごはん・パン・めん類（穀類）

■ごはん類
えだめごはん 主食 ……………59
えびと野菜の丼 主食 …………122
五目炊き込みごはん 主食 ………123
さくらえびごはん 主食 …………107
三色丼 主食 ……………………66
シーフードリゾット 主食 ………123
じゃことたかなのごはん 主食 …122
雑炊 主食 ………………………62
たけのこごはん 主食 ……………123
たこめし 主食 ……………………67
手巻きずし 主食 …………………124
鶏五目ごはん 主食 ………………46
パエリア 主食 ……………………66
ばらずし 主食 ……………………39
ピーマンたっぷりドライカレー
　主食 ……………………………114
洋風ずし 主食 ……………………66
レタス包みごはん　とうがらしみそ
　炒め 主食 ………………………125

■パン類
ハムとチーズのトースト 主食 …118
ピザトースト 主食 ………………42

■めん類
えびと油揚げとみずなのそば 主食
　…………………………………98
けんちんうどん 主食 ……………67
サーモンとブロッコリーのスパゲ
　ティー 主食 …………………106
サラダそうめん 主食 ……………67
山菜そば 主食 …………………122
そうめんチャンプルー 主食 ……110
ソースやきそば 主食 ……………54
ビーフン 主食 …………………124

■その他
お好み焼き 主食 ………………124

いも類

■さつまいも
さつま汁 汁 ………………………69
てんぷら（さつまいも）主菜 ……51
さつまいもとさやいんげんの煮物
　副菜 ……………………………107

■さといも
かす汁（さといも）汁 ……………68
さといもと玉こんにゃくのみそ煮
　副菜 ……………………………131
さといもの煮物 副菜 ……………118

■じゃがいも
じゃがいものみそ汁 汁 …………126
おでん（じゃがいも）主菜 ………55
ジャーマンポテト 副菜 …………80
ポテトサラダ 副菜 ………………132

■やまのいも
うに和え（ながいも）副菜 ………75
やまいものサラダ 副菜 …………62

■こんにゃく
こんにゃくとししとうのオランダ煮
　副菜 ……………………………131
糸こんにゃくのたらこ和え 副菜 …77
しらたきの梅肉和え 副菜 ………133

豆・大豆製品

■だいず
豆腐とたまねぎのみそ汁 汁 ……46
納豆汁 汁 …………………………68
厚揚げ焼き 主菜 …………………106
卯の花 主菜 ………………………58
豆腐ステーキチンゲンサイ炒め
　主菜 ……………………………119
豆腐ハンバーグ 主菜 ……………70
にら納豆 主菜 ……………………50
冷やっこ 主菜 …………………38,63
湯豆腐 主菜 ………………………70
いり豆腐 副菜 ……………………78
たまねぎとだいずのピクルス 副菜
　…………………………………102
豆腐とさやえんどうのたまごとじ
　副菜 ……………………………98
豆乳ゼリー デ間 …………………137

■その他
えだめごはん 主食 ……………59
豆のサラダ 主菜 …………………110
さつまいもとさやいんげんの煮物
　副菜 ……………………………107
豆腐とさやえんどうのたまごとじ
　副菜 ……………………………98

野菜類

■アスパラガス・オクラ
キャベツとアスパラガスのピーナッ
　ツバター和え 副菜 ……………58
トマトとアスパラのおかか和え
　副菜 ……………………………99
オクラのおかか和え 副菜 ………58
なすとオクラのごま煮 副菜 ……115

■かぶ・かぼちゃ
鶏肉とかぶのスープ煮 主菜 ……130
かぶのスープ煮 副菜 ……………76
かぼちゃサラダ 副菜 ……………59
かぼちゃのじゃこ和え 副菜 ……111

■カリフラワー
カリフラワーとしめじのカレー風味
　主菜 ……………………………98
カリフラワーの中華風和え物
　副菜 ……………………………102
カリフラワーのゆかり酢 副菜 …55

■キャベツ
キャベツのスープ 汁 ……………118
キャベツとあさりの蒸し煮 副菜 131
キャベツのアスパラガスのピーナッ
　ツバター和え 副菜 ……………58
キャベツのカレー風味ソテー
　副菜 ……………………………42
キャベツの即席漬け 副菜 ………46
キャベツのみそマヨ和え 副菜 …76

■きゅうり・ごぼう
いかときゅうりのソテー 副菜 …79
たたききゅうり 副菜 ……………98
ごぼうとえのきたけのみそ汁
　汁 ………………………………58
ごぼうときのこのオリーブ油炒め
　主菜 ……………………………103

■こまつな
しいたけとこまつなのみそ汁
　汁 ………………………………115
こまつなといりたまごの和え物
　副菜 ……………………………118
こまつなのごま和え 副菜 ………39
こまつなのわさび和え 副菜 ……55

■さんとうさい・ししとう・ぜんまい
さんとうさいのお浸し 副菜 ……51
こんにゃくとししとうのオランダ煮
　副菜 ……………………………131
ぜんまいの煮物 主菜 ……………46

■だいこん
みぞれ汁 汁 ………………………68
だいこんとじゃこの和え物 副菜 114

料理さくいん　139

だいこんのはちみつレモン 副菜 106	■ほうれんそう	豚肉と野菜のみそ煮 副菜 ………47
ふろふきだいこん 副菜 …………43	ほうれんそうのソテー温泉たまごの	マカロニサラダ 副菜 ……………38
柿なます 副菜 ……………………133	せ 主菜 ……………………102	野菜の甘酢かけ 副菜 …………132
紅白なます 副菜 …………………47	魚肉ソーセージとほうれんそうのソ	
切干しだいこん 副菜 ……………42	テー 主菜 ……………………62	### 果実類
切干しだいこんとこんぶの酢の物	ほうれんそうのソテー 副菜 ……54	
副菜 …………………………58	ほうれんそうのお浸し 副菜 ……46	柿なます 副菜 …………………133
切干しだいこんの酢の物 副菜 …77		なしの黒こしょう和え 副菜 ……134
	■みずな・みつば	なしのごま酢和え 副菜 ………135
■たけのこ・たまねぎ・チンゲンサイ	みずなのサラダ 副菜 ……………50	プルーンの赤ワイン漬け 副菜 …110
たけのこごはん 主食 …………123	わかめとみつばのみそ汁 汁 …102	杏仁豆腐 デ間 …………………82
たまねぎとしめじのみそ汁 汁 …63		いちご大福 デ間 ………………136
たまねぎとだいずのピクルス 副菜	■もやし・モロヘイヤ	オレンジムース デ間 ……………81
…………………………………102	なすともやしのみそ汁 汁 ………50	くず湯・きんかん風味 デ間 ……136
豆腐ステーキチンゲンサイ炒め	もやしとわかめのごま和え 副菜 79	フルーツ羹 デ間 …………………59
主菜 …………………………119	モロヘイヤのスープ 汁 ………114	フルーツ白玉 デ間 ……………138
		フルーツのヨーグルト和え デ間 136
■トマト	■レタス・れんこん	フルーツポンチ デ間 ……………82
トマト入りいりたまご 主菜 ……110	レタス包みごはん とうがらしみそ	フルーツヨーグルト デ間 ………43
豚肉とだいずのトマト煮 主菜 …129	炒め 主食 …………………125	もものワイン漬け デ間 ………138
トマトとアスパラのおかか和え	さけとれんこんのソテー 主菜 …130	洋なしのシャーベット デ間 ……82
副菜 …………………………99		ワインゼリー（りんご） デ間 ……81
	■野菜全般	
■なす	えびと野菜の丼 主食 …………122	### きのこ・海藻類
なすともやしのみそ汁 汁 ………50	サラダそうめん 主食 ……………67	
なすごまみそ和え 副菜 …………76	かす汁 汁 …………………………68	■きのこ類
なすとオクラのごま煮 副菜 …115	具だくさんみそ汁 汁 ………106	きのことわかめのスープ 汁 ……54
なすの香味だれかけ 副菜 ……133	けんちん汁 汁 ……………………69	きのこのスープ 汁 ……………126
焼きなす 副菜 …………………102	魚と野菜のスープ煮カレー風味	きのこの中華スープ 汁 ………119
	汁 …………………………103	ごぼうとえのきたけのみそ汁 58
■にら・にんじん	さつま汁 汁 ………………………69	えのきたけととろろこんぶの清し汁
にら納豆 主菜 ……………………50	ソーセージと野菜のスープ 汁 …125	汁 ……………………………39
キャロットスープ 汁 …………126	ミネストローネ 汁 ………………69	しいたけとこまつなのみそ汁
鶏肉のにんじん衣揚げ 主菜 …129	野菜のスープ落としたまご 汁 …125	汁 …………………………115
にんじんのサラダ 副菜 ………134	野菜のスープ煮 汁 ………………42	たまねぎとしめじのみそ汁 汁 …63
紅白なます 副菜 …………………47	おでん 主菜 ………………………55	カリフラワーとしめじのカレー風味
にんじんジャム デ間 …………136	牛肉と野菜の炒め物 主菜 ……130	主菜 …………………………98
	根菜入りハンバーグ 主菜 ………99	きのこのおろし和え 副菜 ………77
■はくさい・はす	巣ごもりたまご 主菜 ……………73	きのこのソテー 副菜 ……………47
はくさいとわかめのみそ汁 汁 …98	たまご入りサラダ 主菜 ………106	
キムチ和え 副菜 …………………79	筑前煮 主菜 ………………………58	■海藻類
酢ばす 副菜 ……………………118	てんぷら 主菜 ……………………51	とろろ昆布の清し汁 汁 ………111
	鶏肉の唐揚げ野菜添え 主菜 …107	はくさいとわかめのみそ汁 汁 …98
■ピーマン	八宝菜 主菜 ………………………43	わかめとみつばのみそ汁 汁 …102
ピーマンたっぷりドライカレー	豚しゃぶしゃぶ風 主菜 …………72	ひじき入りたまご焼き 主菜 …114
主食 …………………………114	野菜ソテー 主菜 …………………38	切干しだいこんとこんぶの酢の物
豚肉とピーマンのせん切り炒め	温野菜サラダ 副菜 ………………63	副菜 …………………………58
主菜 …………………………128	コールスローサラダ 副菜 ……132	ところてんの酢の物 副菜 ………78
ピーマンのみそ炒め 副菜 ………78	即席ハリハリ漬け 副菜 ………134	ひじきの炒め煮 副菜 …………135
ピーマンの焼き浸し 副菜 ………50	千草和え 副菜 ……………………75	もずく酢 副菜 ……………………50
	中華風煮浸し 副菜 ………………80	もやしとわかめのごま和え 副菜 79
	ナムル 副菜 ………………………43	
	ピクルス 副菜 …………………118	

魚介類

■えび
えびと野菜の丼 主食 ……………122
えびとほたてのシチュー 主菜 …127
てんぷら（えび） 主菜 ……………51
えびの中華風味ゆで 副菜 ………135

■かつお・かれい
かつおのたたき 主菜 ……………115
かれいの南蛮漬け 主菜 …………74

■さけ・さば
サーモンとブロッコリーのスパゲティー 主食 ………………………106
さけとれんこんのソテー 主菜 …130
さけのホイル焼き 主菜 …………59
さばのみぞれ煮 主菜 ……………71

■さわら・さんま
さわらの木の芽みそかけ 主菜 …70
さわらの香味焼き 主菜 …………74
さわらの西京焼き 主菜 …………118
さんまの塩焼き 主菜 ……………47

■たい・たこ・たちうお
たいの塩焼き 主菜 ………………111
たこめし 主食 ……………………67
たこのわさび和え 副菜 …………80
たちうおの塩焼き 主菜 …………51

■その他・魚介類全般
シーフードリゾット 主食 ………123
手巻きずし 主食 …………………124
パエリア 主食 ……………………66
ばらずし 主食 ……………………39
魚と野菜のスープ煮カレー風味 汁 ………………………………103
しらうおの清し汁 汁 ……………68
中華スープ（ほたてがい） 汁 …69
だいこんとじゃこの和え物 副菜 114
糸こんにゃくのたらこ和え 副菜 77
中華和え（くらげ） 副菜 ………75

肉類

■牛肉
根菜入りハンバーグ 主菜 ………99
牛肉と野菜の炒め物 主菜 ………130
牛肉のロール巻き 主菜 …………72

■鶏肉
鶏五目ごはん 主食 ………………46
筑前煮（鶏肉） 主菜 ……………58
豆腐ハンバーグ（鶏肉） 主菜 …70
鶏肉とかぶのスープ煮 主菜 ……130
鶏肉のおろし煮 主菜 ……………50
鶏肉の唐揚げ野菜添え 主菜 ……107
鶏肉のきじ焼き 主菜 ……………42
鶏肉の香草焼き 主菜 ……………74
鶏肉のにんじん衣揚げ 主菜 ……129
中華和え（鶏ささ身） 副菜 ……75
鶏レバーの煮付け 副菜 …………119

■豚肉
ソーセージと野菜のスープ 汁 …125
豚しゃぶしゃぶ風 主菜 …………72
豚肉とだいずのトマト煮 主菜 …129
豚肉とたまねぎのしょうが炒め 主菜 …………………………………38
豚肉とピーマンのせん切り炒め 主菜 …………………………………128
豚肉のロール焼き 主菜 …………102
八宝菜（豚肉） 主菜 ……………43
豚もろみ焼き 主菜 ………………72
ゆで豚のからし酢みそ 主菜 ……127
豚肉と野菜のみそ煮 副菜 ………47

卵類

野菜のスープ落としたまご 汁 …125
いわしのにら玉焼き 主菜 ………71
うなぎのたまごとじ 主菜 ………129
具だくさんオムレツ 主菜 ………73
巣ごもりたまご 主菜 ……………73
スペイン風オムレツ 主菜 ………128
だし巻きたまご 主菜 ……………46
トマト入りいりたまご 主菜 ……110
ひじき入りたまご焼き 主菜 ……114
ほうれんそうのソテー温泉たまごのせ 主菜 ……………………………102
ゆでたまご 主菜 …………………42
こまつなといりたまごの和え物 副菜 ……………………………………118
たまご入りサラダ 副菜 …………106
ビスコッティー デ間 ……………137

牛乳・乳製品

中華風コーンスープ 汁 …………99
コーヒーゼリー デ間 ……………81
黒糖寒天ミルクかけ デ間 ………111
プリン デ間 ………………………82
フルーツのヨーグルト和え デ間 136
フルーツヨーグルト デ間 ………43
抹茶オレ デ間 ……………………81

菓子類・その他

杏仁豆腐 デ間 ……………………82
いちご大福 デ間 …………………136
オートミールクッキー デ間 ……137
オレンジムース デ間 ……………81
カップケーキ デ間 ………………138
くず湯・きんかん風味 デ間 ……136
コーヒーゼリー デ間 ……………81
豆乳ゼリー デ間 …………………137
ハイビスカスゼリー デ間 ………119
パンケーキ、にんじんジャム デ間 ……………………………………136
ビスコッティー デ間 ……………137
プリン デ間 ………………………82
ラテ風抹茶ゼリー デ間 …………137
ワインゼリー デ間 ………………81
わらび餅 デ間 ……………………138

料理さくいん 141

著者（執筆順）

田中　明	女子栄養大学教授
寺本　房子	川崎医療福祉大学教授
平松　智子	川崎医科大学附属病院栄養係長
佐々木妙子	川崎医科大学附属病院管理栄養士
秦　陽一郎	川崎医科大学附属病院管理栄養士
渡邉　早苗	女子栄養大学教授
松田　康子	女子栄養大学准教授

編者は巻頭に掲載してあります。

料理制作

松田　康子	女子栄養大学准教授
駒場千佳子	女子栄養大学助教
千葉　宏子	女子栄養大学助教
指田　夏美	女子栄養大学助手

料理撮影

川上　隆二

スタイリスト

丸山かつよ

中島寿奈美（アシスタント）

デザイン・レイアウト・ＤＴＰ制作

さくら工芸社

栄養食事療法シリーズ 1
エネルギーコントロールの栄養食事療法

2009年（平成21年）3月10日　初版発行

編　者　渡邉早苗
　　　　寺本房子 ほか

発行者　筑紫恒男

発行所　株式会社 建帛社
　　　　KENPAKUSHA

〒112-0011　東京都文京区千石4丁目2番15号
TEL（03）3944-2611
FAX（03）3946-4377
http://www.kenpakusha.co.jp/

ISBN 978-4-7679-6130-9 C3047　さくら工芸社／亜細亜印刷／常川製本
Ⓒ渡邉，寺本ほか，2009.　　　　　　　　　　Printed in Japan

本書の複製権・翻訳権・上映権・公衆送信権等は株式会社建帛社が保有します。
JCLS〈(株)日本著作出版権管理システム委託出版物〉
本書の無断複写は著作権法上での例外を除き禁じられています。複写される場合は，(株)日本著作出版権管理システム（03-3817-5670）の許諾を得てください。

建帛社 創立50周年記念企画 50th 良書とともに

栄養食事療法シリーズ〔全10巻〕

B5判　オールカラー　136〜152頁　各巻定価2,205円（本体2,100円+税）

1　エネルギーコントロールの栄養食事療法
糖尿病，肥満症

2　たんぱく質コントロールの栄養食事療法
腎臓疾患，透析，肝臓疾患

3　脂質コントロールの栄養食事療法
脂質異常症（高脂血症），胆嚢疾患，膵臓疾患

4　食塩コントロールの栄養食事療法
高血圧症，心不全，浮腫，腹水

5　ビタミン・ミネラル・水コントロールの栄養食事療法
貧血，骨粗鬆症，下痢・便秘，ビタミン欠乏症（アルコール依存症），感染症・白血病

6　小児・学童期の疾患と栄養食事療法
食物アレルギー，先天性代謝異常，小児糖尿病，小児肥満

7　思春期・妊娠期の疾患と栄養食事療法
食思不振症，つわりと妊娠悪阻，妊娠高血圧症候群，妊娠糖尿病

8　成人期の疾患と栄養食事療法
メタボリックシンドローム，動脈硬化症，高尿酸血症・痛風

9　高齢期の疾患と栄養食事療法
咀嚼・嚥下障害，褥瘡，リウマチ・膠原病

10　消化器・術前術後・呼吸器・内分泌疾患の栄養食事療法
口腔食道疾患・胃腸疾患，術前術後，呼吸器疾患，内分泌疾患

株式会社　建帛社　KENPAKUSHA

〒112-0011　東京都文京区千石4-2-15
Tel：03-3944-2611／Fax：03-3946-4377／http://www.kenpakusha.co.jp/